"健康与小康"医学科普与健康教育系列丛书

减肥是门技术活

总主编　祝益民

主　编　蔡　华

主　审　黄利华　秦月兰

副主编　陈金辉　周瑾容　周蓉荣　黎　汝

编者（以姓氏汉语拼音为序）

蔡　华　　蔡益民　　陈金辉　　陈如群　　邓菁琪　　丁旭云
范莎莎　　龚放华　　何　艳　　胡进晖　　胡立珍　　胡丽平
黄利华　　黎　汝　　梁红英　　刘　鹏　　刘　展　　刘小加
刘怡素　　龙晓峰　　任　蓓　　石小毛　　石泽亚　　苏曼轶
唐　露　　杨瑜明　　曾敏健　　周　维　　周金艳　　周瑾容
周蓉荣

人民卫生出版社

·北　京·

图书在版编目（CIP）数据

减肥是门技术活 / 蔡华主编 . —北京：人民卫生
出版社，2021.12

（"健康与小康"医学科普与健康教育系列丛书）

ISBN 978-7-117-32636-0

Ⅰ.①减… Ⅱ.①蔡… Ⅲ.①减肥 Ⅳ.①R161

中国版本图书馆 CIP 数据核字（2021）第 270989 号

| 人卫智网 | www.ipmph.com | 医学教育、学术、考试、健康，购书智慧智能综合服务平台 |
| 人卫官网 | www.pmph.com | 人卫官方资讯发布平台 |

减肥是门技术活

Jianfei Shi Men Jishuhuo

主　　编：蔡　华

出版发行：人民卫生出版社（中继线 010-59780011）

地　　址：北京市朝阳区潘家园南里 19 号

邮　　编：100021

E - mail：pmph @ pmph.com

购书热线：010-59787592　010-59787584　010-65264830

印　　刷：北京铭成印刷有限公司

经　　销：新华书店

开　　本：787 × 1092　1/32　印张：8

字　　数：130 千字

版　　次：2021 年 12 月第 1 版

印　　次：2022 年 1 月第 1 次印刷

标准书号：ISBN 978-7-117-32636-0

定　　价：36.00 元

打击盗版举报电话：010-59787491　E-mail：WQ @ pmph.com

质量问题联系电话：010-59787234　E-mail：zhiliang @ pmph.com

  自古以来,人类就从未停止过对健康的追求。随着社会的进步和经济的发展,自然的破坏、环境的污染,药物的滥用、食品的危机、快节奏的生活、超强度的压力等等,使人们一方面享受着物质生活带来的丰硕成果,另一方面又经历着现代文明带来的健康威胁。在疾病谱不断变化的过程中,亚健康、慢性病、现代病、富贵病等等时时困扰着人们身心,成为学习、工作和生活的"绊脚石"和"拦路虎"。

  人民身体健康是全面建成小康社会的重要内涵,是每一个人成长和实现幸福生活的重要基础,这是习近平总书记对实现中国梦和民族伟大复兴的深刻阐述。需要全社会加深对建设小康社会与提高人的健康素质相互关系的理解,形成"要小康,先健康;保健康,奔小康"的全民共识。因此,健康与小康是相辅相成的"并行者",是甘苦共担的"同路人"。

大家所说的健康，不仅仅只是没有疾病，而是身体上、心理上和社会适应上的完美状态。世界卫生组织曾发布公告，影响健康的因素中，遗传占15%，社会因素占10%，医疗条件占8%，气候条件占7%，60%的成份取决于自己。也就是说，一个人是否健康，其主动权在于自己。以糖尿病为例，47.9%新诊断的糖尿病患者从未接受过科普教育，60%不控制饮食，72%不会自我监测血糖与尿糖，92%不了解如何适度活动，调查表明，大众对疾病相关知识的了解非常匮乏，更谈不上健康的行为和生活方式。

近年来，医学科学和医疗技术快速发展，改变了过去很多的就医模式和诊疗方法，需要通过专家使用简洁通俗的语言向大众传播医学新知识，但权威专家、权威作品和权威传播途径不能满足大众的需求,使一些医疗与养生保健广告形成许多健康误区与盲区。《健康与小康》医学科普与健康教育系列丛书基于这种背景而构思,通过专业的人写科普,通过专家的力量传播知识,着眼于大众关注的健康话题,着重于健康认识和行为的纠偏,着力于解决疾病防与治的实际问题,传递准确的保健预防、科学就医、医患配合、自我管理等方面的健康信息,真正做到"无病早防、有病早治、治病早愈"的目的,消除或减轻影响健康的危险因素,预防疾病,促进健康,提高生活质量。

本套系列丛书以健康与小康为主题,重点以常见病和多发病为主,单本独立成集,以湖南省人民医院近年来开展医学科普与健康教育的一些成功经验,挑选一批有实战经历的专家参与编写,得到人民卫生出版社的大力支持,连续出版,形成独有的风格。做到内容丰富、语言通俗、文字简练、层次清楚,辅以直观的插画,具有实用性、趣味性、科学性。希望能对不同健康需求的人群进行差异化、个性化指导,期望能为大家的健康保驾护航。

祝益民

2016 年 3 月

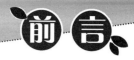
前言

　　爱美之心人皆有之,而健康更是幸福生活的源泉。随着时代的发展、生活水平的提高,物质条件也有了大大的改善,而人们的日益肥胖逐渐成为严重影响患者生活质量的慢性疾病。有研究表明,超重和肥胖已经取代了营养不良和传染病等传统的常见疾病,被公认为一种全球的流行病。肥胖是现代社会慢性病的危险因素,近 10 年来肥胖率在我国城乡各类人群中迅猛上升,对肥胖人群进行体重管理已势在必行。

　　在日常生活中,肥胖可引起诸多健康杀手如高血压、冠心病、糖尿病等,危害着人类的健康。如此严峻的形势引起了营养学界的高度重视。肥胖是一个世界性的难题,90% 的肥胖患者都可以被治疗,但因为其自身问题又无法根除。人们已开始重视肥胖的问题,然而导致肥胖的因素是相当复杂的,包括遗传与环境、代谢与内分泌、能量的摄入、生活习惯等。若能采取正确的方法科学减重,自然有利于身体健康。反之,则越减越肥,或者减了又肥。如此这般,往往让人们自甘肥胖,心灰意冷。多少人因肥胖而错失工作机会,多少人甚至因肥胖的并发症而丧失生命……

据世界卫生组织不完全统计,美国体重超标人数比例约为 74%,英国为 61%,我国体重超标人数已近 2 亿,肥胖患者 9 000 万,如此庞大的数据堪称惊人。所以,如何使广大民众掌握健康的减肥方法及改善生活方式,已是当前政府相关部门和社会各界迫在眉睫需要共同探讨研究的课题。

为了让读者了解一些基本的减肥常识,提高科学减重的能力,养成健康的生活方式,编者精心编写了这本科普读物。本书旨在让人们认识肥胖的危害,为减重患者提供专业、健康的减重方式,并通过三部分进行表述。一是介绍肥胖的真相,真正了解肥胖的来源才能进行预防。二是介绍减肥的技巧，如掌握减肥必备食物、减肥的科学原则、减肥的方法等。三是通过针对不同的年龄段和时期(如老年、中年、青年、幼年及孕产期)，对症瘦身；针对有无基础疾病，方法不一；针对减肥误区，逐个分析。本书还简单介绍了常用食物成分含量。方法对了，则事半功倍。期待本书能与读者产生共鸣，帮助和指导读者采取有效的措施，真正健康地减肥。

本书覆盖面广，文字简明扼要、轻松有趣，使读者一目了然、易懂易记，突出了实用性、科学性和趣味性，基本上可满足肥胖患者日常生活减肥及饮食指导的需要。

"促进个人健康，保持美丽身材"是针对个人、社会的一个连续动态行为。我们衷心希望读者通过阅读此书，能够正确学习、运用营养知识，提高健康管理体重的方法，维持减重效果，真正做到"我的健康我做主"，以期最大限度地维护自己和他人的健康。

本书编写虽竭尽全力，但仍可能存在疏漏及不足之处，恳请广大读者和同仁提出宝贵意见，以期再版时进一步完善。

蔡 华

2021 年 10 月

目 录

第一篇

肥胖的真相

01 肥胖，全民公敌

随着世界经济的迅速发展，人民生活水平不断提高，饮食结构发生了很大的变化；同时人们室内静坐时间增加、体力活动日渐减少，腰围变得越来越粗（图1-1）。世界卫生组织数据表明，目前全球20岁及以上成人中，超过14亿人超重，其中2亿多男性和近3亿女性达到肥胖程度；全世界每100个成人中有10人肥胖，且这一数字还在以每5年翻倍的速度增长；美国以7 800万肥胖人口位居世界第一，紧随其后的是中国和印度，肥胖人口分别为4 600万和3 000万。肥胖对人类的危害已经成为不争的事实，世界卫生组织早已将肥胖确定为十大慢性疾病之一，它是21世纪威胁人类健康的杀手。全球每年因肥胖造成的直接和间接死亡人数达340万之多，并且给国家、社会和家庭带来沉重的经济负担。以美国为例，目前美国肥胖成人已占总人口的1/3

左右,肥胖每年造成约 30 万人死亡,消耗社会成本总额约 1 170 亿美元,占医疗卫生支出的 6%~12%。而肥胖率与国民收入程度成正比,人民生活越富裕越容易肥胖。但发展中国家同样面临肥胖难题,全球健康问题专家玛丽·温说:"全球肥胖人口中,有 2/3 来自发展中国家"。实际上,肥胖问题在中东和北非尤其突出,这两个地区超过 58% 的成年男性和 65% 的成年女性超重或肥胖。

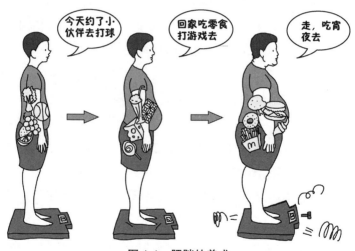

图 1-1　肥胖的养成

作为人口大国,我国肥胖的发生率显然已有"超英赶美"的趋势。《中国居民营养与慢性病状况报告(2015)》显示,我国成人超重率为 30.1%,肥胖率为 11.9%；与 10 年前相比，成人的超重率上升了 7.3%，肥胖率上升了 4.8%。更严峻的是，无论是成年人、青少年还是儿童，我国居民的超重率、肥胖率的增长幅度都远远超过发达国家。据英国伯明翰大学一项调查发现，较之西方，中国的儿童更多由祖父母抚养，很多祖父母在儿时经历了饥荒和贫困，在他们的传统观念中，苗条代表贫穷和不健康，肥胖意味着富态、健康。据统计，过去 30 多年，我国成人肥胖率增长了 28%，儿童肥胖率增长了 47%。国民体质监测公报显示，当前有 12% 的儿童超重。据了解，我国 18 岁以下未成年肥胖人口数达到 1.2 亿，已位居世界首位。

我们生存的地球已逐渐进入"胖时代"。肥胖似乎变成了一种具有传染性的"超级病菌"，让世界各国政府都深感棘手。虽然各国政府纷纷采取措施对抗肥胖，但却收效甚微，肥胖已成为迫在眉睫的社会问题。必须强调的是，肥胖不但危害个人健康，而且对社会经济的发展也有着很大的阻碍作用。对于整个社会而言，从食物消费到减肥及肥胖合并症的治疗，都需要非常巨大的经费开支。据估计，肥胖所造成的经济成本已经占到我国国民生产总值的 4%~8%。一位世界卫生组织官员更是大胆预言：如果不能有效控制肥胖和糖尿病，那么中国经济发展的势头很有可能被抵消,经济将因此受到拖累! 因此,肥胖不仅仅是个人问题,更是社会问题,如何对付这个"全民公敌"、全面"狙击"肥胖已成为刻不容缓的国家大事(图1-2)。

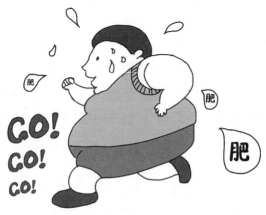

图1-2　甩掉肥胖动起来

02 揭开脂肪的神秘面纱

提到脂肪,相信不少人"谈脂色变",脂肪对人们来说就意味着肥胖。而实际上,脂肪的世界并非我们认识的那么肤浅。它虽然和某些疾病有关联,但其中也包含对我们人体有用的成分,因此我们在与脂肪对抗之前,也要分清"好"与"坏",区别对待。

脂肪是人体生命活动所必需的营养素之一,也是人体的重要组成部分。脂肪包括脂和油,在室温下呈固态的叫脂,呈液态的叫油。人体内的脂肪与食物中脂肪一样,都是由碳、氢、氧三种元素组成的。脂肪最主要的作用是产能,每1克脂肪能产生9卡路里的能量,约为碳水化合物、蛋白质的2倍,同时它也是人体储备能量的"粮仓"。脂肪是热的不良导体,皮下脂肪组织能防寒减震,阻止体热散失,维持体温正常和恒定。脂肪组织在体内对器官有支撑和衬垫作用,可保护内部器官免受外力伤害。另外,食物中的脂肪在胃内停留时间较长,并让人在餐后产生饱腹感。脂肪作为食品烹调加工的重要原料,可以改善食物的色、香、味、形,达到美食和促进食欲的作用。食物中的脂肪还是脂溶性维生素(维生素A、D、E、K)的良好溶剂,可以促进它们的吸收和利用。若长期缺乏脂肪,就会导致脂溶性维生素的缺乏,出现皮肤干燥、头发枯燥脱落及夜盲症、干眼症等疾病。

人体内有两种脂肪:白色脂肪和棕色脂肪。白色脂肪被视为"坏脂肪",因为它是造成肥胖的罪魁祸首。另一种是被视为"好脂肪"的棕色脂肪,是一种非常神奇的脂肪组织,它的代谢极其活跃,一旦被激活,就能提高人体新陈代谢率,促进白色脂肪消耗和燃烧。它虽然会随着年龄增长而逐渐减少,但仍存在于成人体内,数量很少,质量一般都低于体重的2%,主要分布在肩胛骨间、颈背部、腋窝、纵隔及肾脏周围,大致是女性比男性多,瘦人比胖人多。运动可以让皮下白色脂肪代谢更快、更活跃,从而变成棕色脂肪(图2-1)。

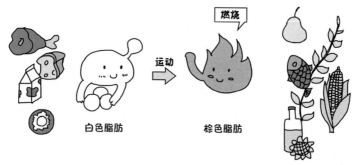

图2-1　运动让"坏脂肪"转变成"好脂肪"

　　人体内大多数脂肪是白色脂肪,白色脂肪细胞有300亿~500亿个,分布在体内的皮下组织和内脏周围,是人体脂肪的主要储存形式。它储存脂肪的形式非常有趣,就像气球一样将一滴滴脂肪包裹在细胞内。在远古时代,白色脂肪细胞内的小油滴是我们祖先将多余能量储存起来,用于度过饥荒和寒冬的保命法宝。但是在物资日益丰富的今天,由于人们普遍多吃少动,这些消耗不掉的小油滴在脂肪细胞中越积越多,将细胞越撑越大,成就了越来越多的肥胖人士。

食物中的脂肪也存在"饱和脂肪酸"与"不饱和脂肪酸"之分,脂肪质量是由其脂肪酸含量决定的,不同的脂肪酸对人体健康的影响是不同的。不饱和脂肪被称为"好脂肪",它包括单不饱和脂肪和多不饱和脂肪,在室温下是液态,与人体健康密切相关。单不饱和脂肪酸具有调节血脂、降低血糖、保护心脏、防止记忆减退等作用,富含单不饱和脂肪酸的食物如橄榄油、山茶油、菜籽油、鳄梨、山核桃等;多不饱和脂肪酸为人体必需脂肪酸,进入体内会大量地降低胆固醇水平,具有降血脂的作用。必需脂肪酸缺乏可引起生长迟缓、生殖障碍、皮肤损伤,以及肾、肝、神经和视觉方面的多种疾病,主要存在于大豆油、玉米油、亚麻籽油、禽肉类(鸡、鸭、鹅肉)、鱼虾类等。然而,"坏脂肪"是指饱和脂肪酸,它在室温下通常是固态或蜡状,摄入过多会直接导致胆固醇指标升高,增加心血管疾病风险,通常在动物类食物中含量较高,如动物油(鱼油除外)、畜肉类(猪肉、牛肉、羊肉)、全脂奶。其他富含饱和脂肪酸的食物包括椰子、棕榈油及其他热带植物油,此类食物应尽量少吃。除了饱和脂肪酸外,人们普遍关心的反式脂肪酸也是"坏脂肪"中的重要一类,过量摄入反式脂肪酸会长胖,更会增加患心血管疾病的风险。自然界中几乎不存在反式脂肪酸,它是液态油经过人工氢化处理而成,在室温下常呈固态。很多加工食品(如饼干、糕点、曲奇)和油炸食品都含有反式脂肪酸,是名副其实的"垃圾食品",需减肥的人们应坚决避免食用。购买食物时,应着重留意食品标签,如果有"氢化植物油""植物奶油""植物酥油""植脂末""人造奶油"等字样,就表示含有反式脂肪酸,此类食物应尽量远离。

食物脂肪虽然有好与坏的区分,但最关键的原则仍然是总量的控制。即便是"好脂肪",吃得过量也不行。2018年英国 BBC 新闻报道,不饱和脂肪酸被认为是有利于心血管健康的"好脂肪",但加州大学旧金山分校的研究人员发现,"好脂肪"吃多了也会引起脂肪肝,甚至引发如糖尿病和高血压等代谢疾病。因此,食物多样化、平衡膳食、坚持运动才是拒绝肥胖并保证健康体重的重要基础。

03 肥胖有因

目前,中国已经超越美国成为全球肥胖人口最多的国家。更可怕的是,在过去30年里,中国肥胖率急剧上升。究竟是什么原因导致越来越多的人发胖呢?

　　肥胖病有多种原因,这些因素包括年龄、进食过多、体力活动过少、遗传因素、社会心理因素等(图3-1)。而在现实生活中,我们经常会看到一种现象:父母都肥胖的家庭,小孩通常也胖。有资料显示,父母一方或双方均肥胖,其子女肥胖的发生率明显升高。美国学者通过大规模的人群调查发现,在 10~19 岁的青少年中,父母一方肥胖,其子女肥胖的发生率为 35%~45%;父母双亲均肥胖,其子女肥胖的发生率高达 70%~80%;而父母双亲体重均正常者,其子女肥胖的发生率仅为 10%。也就是说,肥胖者的子女比其他人更易发胖。但在大多数情况下,先天遗传因素与后天环境因素相互作用而导致肥胖。

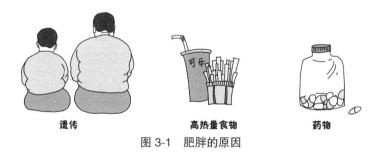

遗传　　　　　　　高热量食物　　　　药物

图 3-1　肥胖的原因

　　胖子总管不住嘴,明知道吃是发胖的罪魁祸首,却仍然忍不住吃。一般来说,一个人的饮食欲望来

9

自于几个方面：①一旦胃肠排空时间过长，会使胃部压力、化学、温度等感受器接受感应，进而触发神经冲动中枢性传导，使下丘脑腹侧核区接收到信号，进而产生进食的欲望和行为。②脑部血液循环中血糖含量下降，信号传递给下丘脑饮食控制中枢，进而产生饥饿感，由此引发进食欲望。③由血糖与瘦素（由脂肪细胞分泌，是让人变瘦的激素）共同调节，往大脑传送血糖及激素信号，产生饥饿感，进而使人产生进食欲望。中国和美国的科研人员经过长达 4 年的合作研究后发现，有 5% 左右的肥胖患者因为瘦素信号通路中的基因发生遗传变异，下丘脑接收不到"减肥"信号，从而导致体重失控。因此，如何克服瘦素抵抗是今后肥胖症治疗研究中的重要问题。

人们常说"十个胖子九个懒"。胖子们懒是因为肥胖导致体重增加，加大了心、肺、运动器官和关节的负荷，使得肥胖者对运动的耐受性差，越不活动脂肪就越多，就越来越不愿动，因此陷入越胖越不爱动的恶性循环中。2017 年 1 月，美国国家糖尿病、消化病与肾病研究所的科学家亚历克赛·克拉维兹的团队发现了导致人们肥胖却难以"迈开腿"的秘密。该团队的一项研究显示，肥胖会干扰大脑内纹状体多巴胺信号通路，从而降低了肥胖人士的运动兴趣。大量的研究结果表明,肥胖会使人变得不爱动,但不爱动不是长胖的必然原因。

社会因素对肥胖症的发生也有至关重要的作用。随着经济的快速发展,人们的生活方式和饮食结构发生了翻天覆地的变化。人们只需要动动手指,就可以得到食物,各式各样的美味食物引诱着食欲、充斥着眼球,让人无法拒绝。随着食品生产、加工、运输及贮藏技术的不断改善,人们得以选择更为丰富的食物。同时,随着家庭成员的减少,职业女性数量、收入的增加,许多家庭在外就餐和购买工业化食品及快餐食品的情况增多,导致过量脂肪的摄入而发生肥胖。

有些药物在有效治疗某种疾病的同时也能使患者身体肥胖,比如抗抑郁药(包括帕罗西汀、舍曲林、阿米替林、米氮平)、抗精神病药(包括奥氮平、利培酮和喹硫平)、抗癫痫药(如卡马西平和加巴喷丁)等。激素类药物(包括强的松和甲基强的松龙等)是用于治疗类风湿关节炎、哮喘和部分癌症的重要药物,同时这些药物也会干扰能量代谢、增加食欲,使人体重增加。这类由药物的副作用导致的肥胖约占肥胖症的2%。另外,长期使用含有孕激素成分的避孕药会增加食欲,从而导致肥胖。一般而言,停止使用这些药物后,肥胖情况可自行改善。但切不可自行停药,耽误疾病的治疗,必须配合医生达到"以最小剂量达到理想效果"的程度,从而避免体重增加过快。

其实发胖的原因远比我们想象得要复杂的多,有些发胖因素更是我们不曾想到的:①祖先遗传给我们的是一种具有"节约"性质的基因,这种基因与他们当时所处的环境和高强度的体力活动有关,但这种基因却不能适应现在高脂肪、高能量饮食结构和缺乏运动的富裕生活。这也正是生活好了而胖子多了的主要原因。②《自然医学》杂志上刊登了上海交通大学医学院附属瑞金医院王卫庆教授团队和华大基因共同完成的一项研究,揭示了中国人群中肠道菌群的变化、氨基酸循环与肥胖之间的关系,这也预示着通过肠道微生物来治疗肥胖是可行的,对我国肠道微生物与肥胖研究领域来说有着十分重要的意义。

04 肥胖是一种病,得治

21 世纪初,国际肥胖症大会发布报告:全球因患肥胖症死亡的人数已超过同期全球因饥饿而死亡的人数。国际医学界惊呼:肥胖是温和杀手,缓慢地使人出现糖脂代谢紊乱、心血管疾病和脂肪肝等,直至死亡(图 4-1)。体重过重的人死亡率比一般人高出许多。一项跟踪 419 060 位女性及 336 442 位男性、为期 12 年的研究发现，超重 50% 的人死亡率偏高，约是体重正常者的 3 倍。肥胖会导致癌症发病率及病死率增加。食物中的致癌物质大多数为脂溶性的，越肥胖其储存量越多，发生癌症的机会也就随之增加。流行病学研究还证实，由于肥胖者多是高胆固醇血症患者，其体内起免疫作用的巨噬细胞和淋巴细胞都含有一定量的胆固醇，从而导致其吞噬癌细胞的功能大大降低。当标准死亡率为 100% 时，超重 20% 的肥胖者死亡率为 128%，超重 35%~40% 者的死亡率为 151%，表明随着肥胖程度的增加，死亡率也迅速攀升。长久以来，肥胖对于中国人来说是"美好"的象征，比如成人体型肥胖可以被形容为"丰满富态"，而孩子们胖乎乎时，人们会称赞其"憨厚可爱"，殊不知这种"中国式肥胖"却正在蚕食着国人的健康。据统计，在超重人口中，有 2/3 的人承受着各种慢性病的折磨。根据美国医疗保险协会的调查，糖尿病在超重人群中的发病率是普通人的 10 倍，胆结石在超重人群中的发病率是普通人的 6 倍。更有专家提出："肥胖乃百病之源。"

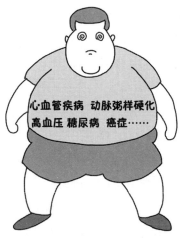

图 4-1　肥胖的并发症

　　肥胖症作为世界性的公共健康难题,不仅影响患者生活质量,同时也增加了 2 型糖尿病、高血压、脂肪肝等代谢性疾病的风险,且被证实是心、脑血管疾病、慢性肾病、甚至多种癌症的危险因素,对呼吸、消化、生殖系统均可产生不利影响。另国内外多项研究结果显示,肥胖是心血管病发病和病死的重要独立危险因素。例如,美国的调查表明,超重成年人的高血压发病率是未超重成年人的 3.9 倍,而且发生高血压的风险随着超重时间的延长而增加。人发胖之后会发生许多代谢改变。比如,血液中的胆固醇和脂肪含量会增高,对血管有保护作用的高密度脂蛋白水平反而下降；另外，多余脂肪对血管和心脏的压力也增加了这些器官的负荷。这样，人们就很容易发生动脉粥样硬化和高血压，后果严重者则发展为冠心病和脑卒中。

肥胖者容易患糖尿病。比如，体重超重30%的人比体重正常的人患糖尿病的可能性要多3倍；有60%~80%的成年糖尿病患者在发病前均为肥胖者，其主要原因是肥胖者的糖代谢发生了异常变化。健康人主要依靠胰岛素控制血糖水平。肥胖者常发生"抗胰岛素"现象，人体细胞对胰岛素的抵抗力增大，不能有效吸收葡萄糖，导致血糖水平异常升高，从尿中排出葡萄糖而成为糖尿病患者。

肥胖还容易诱发某些癌症。肥胖的人由于摄取的脂肪过多，摄入的膳食纤维素过少，或体内对脂肪的转化发生障碍，其肠道中堆积的脂肪过多，结果导致体内胆汁分泌过多。结肠中过多的胆酸与中性类固醇在微生物的作用下容易转变成致癌物，从而诱发结肠癌。此外，体内的高脂肪含量还影响性激素的分泌和代谢，引起与性激素代谢异常有关的癌症发生风险增加。因此，男性肥胖患者的肛门直肠癌、前列腺癌的发病率和病死率，以及女性肥胖患者胆囊癌、子宫颈癌、子宫内膜癌和乳腺癌的发病率及病死率均增加。

肥胖还可以在许多方面影响人体的健康状况。如肥胖是胆石症的一个危险因素,肥胖者发生胆石症的危险是非肥胖者的 3~4 倍,而腹部脂肪过多者发生胆石症的危险更大。肥胖者皮下脂肪较多,导致外科手术的难度、风险性都增加,同时会导致术后康复缓慢。肥胖引起体态笨拙、缺乏性吸引力及社会歧视等因素很容易导致肥胖患者的心理异常。瑞典的研究表明,肥胖者生活质量差,焦虑和抑郁情绪明显增多。因此,肥胖有百害而无一利。

肥胖是当今社会仅次于吸烟的致死原因,但也是一种可以预防的疾病,任何时候开始减肥都不晚。我们应充分认识到肥胖对人类健康的危害,合理控制饮食,纠正不良的饮食习惯及生活方式,多参加户外活动和体育锻炼,只要持之以恒,一定能拥有健康的体魄。预防肥胖是 21 世纪面临的一个艰巨挑战,需要综合多方面措施方能见效。

05 评判肥胖有妙招

肥胖,从字面上看,"肥"即含脂肪多,"肥胖"就是因体内脂肪多而胖。肥胖的医学定义是一种多因素引起的,由于长期能量摄入超过能量消耗,导致体内脂肪堆积过多和异常分布,并达到危害健康程度的慢性代谢性疾病。说起肥胖,人们必然想到体重。体重是指体脂肪、骨骼、肌肉、血液、组织液等组织和器官的重量之和。体重并不是一个恒定的概念和数值,随着年龄、性别、种族、季节、环境、职业、饮食和昼夜变化而变化。一般情况下,从婴儿、少年、青年到中年,体重会逐渐增加,老年之后体重会逐渐下降。

在当今以瘦为美的时代,许多人不惜任何代价疯狂瘦身,殊不知体重过低和体重过高一样,都对健康有害。并且肥胖的人肯定超重,而超重的人却不一定肥胖,甚至有些在人们眼中的"瘦子",其体内的脂肪含量也达到了肥胖标准。那么您的体重是否超标?到底需不需要减肥呢?其实,评判肥胖也是有妙招的(图5-1)。

判断肥胖的常用指标通常有如下几种。

1. 身体质量指数(BMI) 又称体质指数或体重指数。体质指数是世界卫生组织推荐的国家统一使用的肥胖判断方法,计算公式为:BMI(千克/平方米)=体重(千克)÷身高的平方值(平方米)。

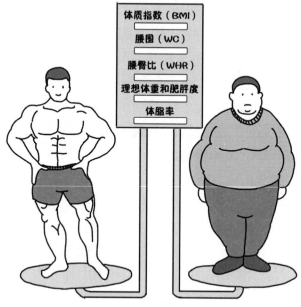

图 5-1 评判肥胖有妙招

判断标准:18.5~24.9 千克 / 平方米为正常,25.0~29.9 千克 / 平方米为超重,大于 30.0 千克 / 平方米为肥胖。

《中国超重 / 肥胖医学营养治疗专家共识(2016年版)》提出了适合中国居民的判断标准:18.5~23.9千克 / 平方米为正常,24.0~27.9 千克 / 平方米为超重,大于或等于 28.0 千克 / 平方米为肥胖。

BMI 的判断方法简便可行,只需测量身高、体重,不需要特殊设备和技术,比较实用且不受性别的影响,在评价肥胖对健康的危害方面非常有用,但不能用来衡量人体组成及脂肪分布情况。例如体育运动员或经常运动的人通常会有较高的 BMI,其主要原因是长期运动建立的肌肉组织而非脂肪组织,不属于真肥胖。另外在 BMI 相同的情况下,男性体内脂肪含量普遍低于女性,年轻人低于老年人。总体来说,BMI 法不适合的人群有 7 岁以下儿童、孕产妇、65 岁以上的老年人、水肿患者、运动员等。

2. 腰围(WC)　腰围是公认的衡量脂肪在腹部蓄积程度最简单、实用的指标。

腰围的测量方法:站立,用软尺在肚脐处绕腹部一周(单位:厘米)。其判断标准为:男性 ≥ 85 厘米,女性 ≥ 80 厘米,均属于中心性肥胖。中心性肥胖又称腹部型肥胖,对人体健康危害性最大,与很多肥胖导致的疾病息息相关。

3. 腰臀比(WHR)　腰围的测量方法:站立,用软尺在肚脐处绕腹部一周(单位:厘米)。臀围的测量方法:站立,用软尺在臀部最突出处绕臀部一周(单位:厘米)。计算公式:腰臀比 = 腰围(厘米)÷臀围(厘米)。

评价标准:男性>0.9,女性>0.8,可判断为中心性肥胖。

腰臀比越大,腰腹部和内脏就有可能堆积更多的脂肪,我们称之为"腹部型肥胖(中心性肥胖)"。因此,腰臀比可预测心血管疾病、糖尿病和乳腺癌的风险。

4. 理想体重和肥胖度 计算公式:理想体重(千克)= 身高(厘米)−105;肥胖度 =[(实测体重 − 理想体重)÷ 理想体重]× 100%。

肥胖的判定标准:当实际体重在标准体重的 ± 10% 范围内均属正常。

实际体重超过理想体重 10% 时为超重,超过 20% 即认为肥胖。其中超过 20%~30% 为轻度肥胖,超过 30%~50% 为中度肥胖,超过 50% 为重度肥胖,超过 100% 为病态肥胖。

5. 体脂率 体脂率是指人体内脂肪重量在人体总体重中所占的比例,又称体脂百分数,它反映人体内脂肪含量的多少。

测量方法:通过专科设备(即人体成分分析仪)测量,能在一分钟内测出体脂率、肌肉量、水分含量、内脏指数、基础代谢率、身体年龄等多种数据。

判断标准:成年人的体脂率正常范围为男性15%~25%,女性 20%~30%。年龄越大,体脂率会越高。成年男性的体脂率超过 25%,成年女性的体脂率超过 30%,就达到医学上的"肥胖"。

只有使用科学手段,正确地评判身体状况,得出最真实的数据,在正规医疗机构的专业营养师的指导下,养成良好的饮食生活习惯,才能让减肥事业事半功倍,轻松享"瘦"。

06 肥胖的分型

你知道吗,肥胖的形成原因比我们想象的更复杂。很多人的瘦身减肥计划从未停止过,但身上的肉却始终不离不弃,甚至与日俱增。这究竟是为什么呢? 其实,当务之急是要搞清楚自己的肥胖类型,才能对症下药,制订行之有效的方案。

根据肥胖形成的原因,将其分为单纯性肥胖和继发性肥胖两大类。在所有的肥胖中,99% 以上都是单纯性肥胖,任何能够使能量摄入多于能量消耗的因素,都有可能引起单纯性肥胖。平时我们所见到的肥胖多属于前者,单纯性肥胖所占比例高达99%,是一种找不到原因的肥胖,医学上也可把它称为原发性肥胖,可能与遗传、饮食和运动习惯有关。继发性肥胖是由内分泌疾病或代谢障碍性疾病引起的一类肥胖,约占肥胖的 1%,肥胖只是这类患者的重要症状之一,同时还会有其他各种各样的临床表现,其具体表现为皮质醇增多症、甲状腺功能减退症、胰岛 β 细胞瘤、性腺功能减退、多囊卵巢综合征、颅骨内板增生症等多种病变。继发性肥胖应该对症治疗,也就是以治疗原发病为主。

对于肥胖症患者,首先要考虑是否为继发性肥胖,在其肥胖的背后,是否有器质性病变。因为如果把单纯性肥胖考虑为继发性肥胖,只是提高了对引起肥胖的疾病的警惕性而已,并没有坏处。相反,如果把继发性肥胖误认为单纯性肥胖,就可能放松警惕而耽误病情,不但不能解决肥胖问题,还可能导致初始疾病加重,轻则贻误病情,重则危及生命。只有排除继发性肥胖,才能作出单纯性肥胖的诊断。

根据脂肪在体内堆积的程度和部位,可以将肥胖分为两种类型,即中心性肥胖和周围性肥胖(图 6-1)。中心性肥胖又称腹部型肥胖、内脏型肥胖、男性型肥胖,其特点是脂肪主要堆积在腹部,四肢相对较细,表现为"啤酒肚""将军肚",因此又形象地将其比喻为"苹果形肥胖"。周围性肥胖又称臀部型肥胖、女性型肥胖,其特点是脂肪主要堆积在臀部和大腿,看起来像雪梨,因此又称为"梨形肥胖"。中心性肥胖患并发症的危险要比周围性肥胖大得多。美国的一项调查表明,肥胖者患糖尿病的危险性是普通人的 3.7 倍,而中心性肥胖的女性

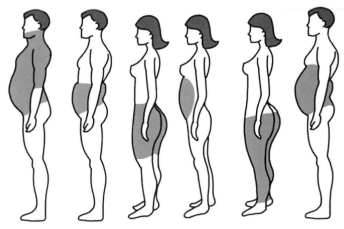

图6-1 肥胖的不同体型

患糖尿病的机会则高达普通女性的10.3倍。当然，与非肥胖者相比，周围性肥胖仍然存在着相当严重的危害，仅仅是比中心性肥胖略小而已。应该注意的是，对上面的命名，不能望文生义，比如，"男性型肥胖"并不是男性的专利，也有很多女性的肥胖是腹部型的。也就是说，女性也可以出现"男性型肥胖。

其实，有时衡量一个人的胖瘦并非只看体重，经常有些身材苗条、体重正常的人，其体脂率高，肌肉量少。一般来说，女性比男性更容易获得"瘦胖子"的身材，并且随年龄的增加会变得更加严重。这类人群的脂肪大多堆积在肝、胰、胃、肠道等内脏的周围和内部,也就是内脏脂肪含量较高,这类中心性肥胖的人群才是最危险的。当大量内脏脂肪无处堆积时,就会进入血液,引发高血压和高血脂,最终导致动脉硬化、心脑血管疾病等。建议人们定期(半年)前往医院营养科做人体成分检测,全面了解身体的脂肪含量、肌肉含量和内脏脂肪是否超标,发现问题并及时解决。

目前针对肥胖症的治疗,提倡多种学科协作的综合治疗方法。首先检查内分泌功能,排除继发性肥胖。当今治疗肥胖症的方法主要有饮食控制、体育锻炼、调整生活习惯、家庭社会的支持、药物治疗和外科手术。其中,外科手术治疗肥胖症的适应证:①患者的体质指数大于 35 千克 / 平方米且存在并发症,或大于 40 千克 / 平方米且没有并发症。②患者年龄在 20~60 岁,存在并发症,如糖尿病、睡眠呼吸暂停综合征、胃食管反流、高血压或退行性骨关节疾病。③患者有并发症的家族史。④患者其他形式的减肥治疗失败。⑤患者没有严重的心脏、肺或精神疾病。另外,预防肥胖比治疗肥胖更容易且更有意义,大家应该充分认识肥胖对人体的危害,了解人在婴幼儿期、青春期、妊娠前后、更年期、老年期各年龄阶段容易发胖的知识及预防方法,早行动,早受益。

07 肥胖能"传染"

俗话说"近朱者赤,近墨者黑",然而,"近胖者胖"您是否知道呢?早在2007年,世界著名的《新英格兰医学杂志》发表了一项为期32年的研究,结果显示不论在生物学还是行为学方面,肥胖都在社交圈中表现出相互"传染"的特性。研究人员在1971—2003年对多达12 067名参与者进行了随访。每隔2~4年,研究人员会记录一次参与者的体重,并计算体质指数(BMI)。当BMI超过30千克/平方米时,参与者就会被认为肥胖。研究同时对参与者的社交网络进行了确认,记录参与者的详细住址,要求提供全部一级亲属(包括父母、配偶、兄弟姐妹和子女)和至少一个好友的信息。在对其他可能的影响因素(如性别、随年龄增加体重的正常增长及经济水平)进行了排除后,研究得到了惊人的结果:当兄弟姐妹中的一个人变得肥胖时,其他人发生肥胖的风险也会相应增加40%,而配偶之间的影响则是增加37%。但真正对体重造成最大影响的,则是朋友的体重。当朋友变得肥胖时,一个人发生肥胖的风险会增加57%!在研究中,如果两名肥胖者成为朋友,那么他们的相互影响风险会升高3倍之多。有趣的是,体重的相互影响,或者说"传染"的特质似乎不会随地理的分隔而消失。即使作为朋友的两个人居住地点相隔很远,他们对体重的相互影响也仍然存在(图7-1)。

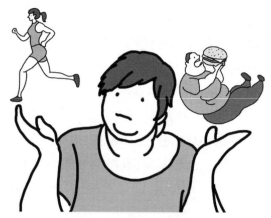

图 7-1　肥胖能"传染"

为什么亲人间的肥胖会"传染"呢? 其实,这是因为部分肥胖人群有家族遗传倾向(大多是单纯性肥胖)。有报道称,父母中有一个人肥胖,则子女有40%肥胖的概率;如果父母双方皆肥胖,子女发生肥胖的概率升高至70%~80%。同时,后天的"行为影响"也会造成影响,比如遗传父母的饮食习惯而发生肥胖的例子也屡见不鲜。

为什么朋友之间的肥胖也会"传染"呢? 其实,朋友之间肥胖的"传染"主要是饮食结构、生活习惯、运动习惯的相互影响。比如：①无节制饮食，储存脂肪。肥胖的朋友对饮食可能更无节制，更喜欢吃火锅、烧烤、甜品之类的食物，这样往往会带动你一起肥胖。比如晚上他们会邀请你："咱俩晚上一起去吃个烧烤，开瓶啤酒吧！"晚上喝啤酒、吃夜宵，热量不容易代谢，体内容易储存脂肪，久而久之你就成为胖子了。②不规律生活，扰乱身体节律。生活习惯上，如朋友之间的聚会一般约在下班和周末，人们常常会忘记了时间，玩到半夜甚至通宵都是常有的事情。不规律的生活习惯会影响健康和身材。朋友之间的吃饭速度也会相互影响。肥胖的朋友一般吃饭很快，一起吃饭时你也容易加快吃饭速度，吃饭太快容易肥胖，而且会不知不觉增加饭量。大脑和身体之间的联系有 20 分钟延时，当你觉得吃饱时，你的食量已经超出了实际的需要量。③缺乏运动，增加"懒肉"。运动习惯上，肥胖者大多不爱运动。和肥胖的朋友在一起，自己也容易被朋友"带"懒，因此让自己成了"沙发土豆"，坐在一起吃着零食、看着电视，又过完一天，肥肉也随之囤积。在肥胖朋友身边，人们也有一种不觉得自己变胖的心理。然而，"冰冻三尺非一日之寒"！久而久之，体重秤上的数字已悄然变大。④此外，有研究称，常与胖人一起吃饭，发胖的概率也会增加。这是因为有一种叫

"阴沟肠杆菌"的肠道细菌是造成肥胖的直接元凶之一,它在人的肠道里过度生长会导致肥胖,经常与胖人一起吃饭,容易导致这种细菌的传染,从而导致肥胖。

那么,是否需要和肥胖的朋友绝交呢? 其实不然,我们需要抵制的只是这些容易导致肥胖的饮食习惯、生活习惯、运动习惯。当然,最好的状态是带着你的胖子朋友们一起养成积极、健康的生活方式,做到营养均衡,一日三餐定时、定量;远离零食不断、晚餐过于丰盛、偏食、吃饭速度过快、不按时睡眠、不吃早餐等不良饮食和生活习惯。尽管肥胖是多种因素造成的,但对肥胖者来说,饮食因素,尤其是肥胖朋友不良的饮食习惯,可能是"传染"肥胖的主要原因。为了远离肥胖,总得做些什么,保持良好的生活习惯并不需要多少毅力,只要保持意识,适度维持,这样不仅不会被影响而变胖,还有可能让你的肥胖朋友的体重受到你的影响而下降。当然,如果交一些喜欢运动的朋友,因为他们在努力减肥,你长胖的可能性也会降低。反过来,如果我们努力减肥保持好身材,也会影响身边的胖子朋友恢复正常体重。

08 减脂还是减重

减肥几乎是所有胖人共有的经历,更是许多人一辈子的奋斗目标。人们有时因为体重降了1千克就高兴很久,有时因为增加1千克则愁眉不展。不过,您是否想过,体重变轻就真的是变瘦了吗？减掉的体重到底是身体里的什么成分呢？

体重是指体脂肪、骨骼、肌肉、血液、组织液等组织和器官的重量之和。肌肉又分为四肢肌肉和内脏相关肌肉。而脂肪细胞的数量和体积变化是影响人体肥胖程度的重要因素。所以,我们常说的控制体重主要针对体脂肪。降低体脂率,使之达到正常范围,才是真正的减重。体重是客观评价人体营养和健康状况的重要指标,故建议大家定期监测体重,正常人可一个月称一次,女性最好在每次月经末期早上排便后测量,以排除月经对体重的影响。除正常体重外,还有理想体重,即以身高为基础按一定的比例系数推算出的相应体重值。判断理想体重的方法有多种,下面介绍的计算公式属于最简单的一种。

理想体重(千克)= 身高(厘米)-105

当实际体重与理想体重之比,正负相差在10%的范围之内都属于正常,如果超过10%且小于20%

则属于超重,超过20%则考虑为肥胖。同样,低于–10%且高于–20%则属于瘦弱状态,低于–20%则属于消瘦。理想体重状态时,机体各个器官的功能、代谢都处于最佳状态,不易患与营养代谢相关的一些疾病,故称为健康体重。

同样身高和体重的人,视觉效果却不一样,即"显瘦"或者"显胖",这都是体脂率不同导致的。一般认为健康的减肥速度为每3个月减5%~10%的体重。减肥速度过快,可能产生的健康风险就会随之增加。同时,减肥目标过高,容易因目标不能达成而产生挫折感,致使减肥行为不能坚持而放弃。

靠节食少吃减重,减掉的并不是脂肪。当我们吃得少时,以能量平衡的观点来看,供给身体的能量就减少了,不过减轻的部分大多是水分和肌肉。如果继续盲目节食,人体很容易出现营养不良的状况,加剧身体肌肉组织的过度分解,导致肌肉衰减综合征的发生。营养不良不仅造成健康受损、体能下降,身体也会松弛。因此在减重时一定要用对方法,靠少吃减重的方法常常以丢失水分和肌肉为代价,并不能维持长久。当身体运转的能量不够,血糖水平过低,身体就会通过分解肌肉来间接产生能量。这是在残害自己的健康,加速自身的衰老,降低自身的代谢率,这与减重的根本目标是背道而驰的。

有些人减肥心切,总想着大量运动可以快速减肥。其实运动量过大,并不意味着效果就好。不同身体状态时应该选择不同的减肥计划,盲目追求大负荷,不给身体充分的时间恢复,就会导致肌肉流失。运动后身体需要能量来修复和重建肌肉,如果没有及时补充优质的碳水化合物,身体会缺乏能量,从而导致肌肉被分解来满足能量需求。假如蛋白质补充不足,损伤得不到修复,那么肌肉流失就不可避免了。这就是明明体重下降却不瘦的根本原因。所以,胖人要减脂,而不是单纯减重(图 8-1)。减脂需要"三个关注":关注实际体重和理想体重的"差异",关注身体总脂肪(体脂)的含量,关注身体脂肪在全身的分布情况(体型)。另外,减脂还需要注意:①在膳食均衡的基础上减少能量摄入,但不可饥一顿饱一顿。②饮食清淡,食物多样化,进食时细嚼慢咽。③零食宜选择体积大、能量密度低的食物,如新鲜水果、牛奶制品等。④即使偶尔食用高脂、高糖食物,也要少量摄入,点到为止。⑤人体所消耗的能量大于摄入量才能真正减重,因此运动是减肥的必杀技,但应适可而止。⑥每天保证 7~8 小时的睡眠时间,尽量在每晚 11 点前进入睡眠状态。充分的睡眠不仅能帮助肌肉修复,还可以保证体内瘦素的分泌,帮助减肥。减掉脂肪远比减轻体重更健康,同样的重量下,肌肉的体积要比脂肪小得多,这才是决定身材好坏的关键因素。

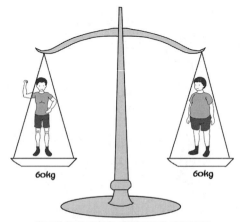

真正的健康减肥是减脂而不是减轻重量

图 8-1 减脂还是减重

09 不良饮食习惯致肥胖

爱美之心,人皆有之。拥有健康的身材是人们一生的追求。可是有些不良的饮食习惯却使赘肉乘虚而入,导致发胖。赶紧来看看十大不良饮食习惯(图 9-1),你是否也"中枪"啦?

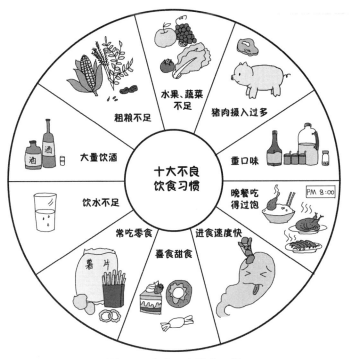

图 9-1　十大不良饮食习惯

1. 粗粮不足,细粮有余　有些人为了追求口感和风味,认为大米、面粉越白越好。其实,米、面中所含的蛋白质、脂肪、维生素、矿物质、膳食纤维等营养成分,绝大部分都存在于种子的皮层和谷胚内,加工得越精细,营养成分损失得越大,升血糖的速度越快。长期吃精细的米、面,容易导致肥胖和糖尿病等慢性疾病。粗粮由于加工简单,口感有些粗糙,但营养价值较高,保留了更多的 B 族维生素、矿物质和膳食纤维。适当增加粗粮的摄入,有利于血脂、血糖和体重的控制。

2. 蔬菜水果摄入不足　现代人因工作繁忙,生活节奏紧张,经常吃快餐、盒饭,这种饮食中肉、蛋、油、盐都不缺少,但食材种类少且蔬菜量少,有时用水果代替蔬菜。这种饮食结构容易造成高糖、高脂肪、高盐、高能量,但缺乏膳食纤维、维生素及矿物质等,这就是"白领"人群肥胖的重要原因。为了健康,应尽量回家吃饭,可保证蔬菜和水果的摄入量,控制油、盐的使用量,降低慢性病的发病率。

3. 猪肉摄入过多　目前,猪肉仍是我国居民的主要动物性食物。有统计表明,猪肉占总肉量的40% 以上。同鸡肉、鱼肉、兔肉、牛肉等其他动物性食物比较,猪肉的饱和脂肪酸、总脂肪和胆固醇含量较高,并含有较高的能量,摄入过多可增加肥胖和心血管疾病等的发病风险,故应降低猪肉的摄入量,适当提高鱼、禽、蛋的摄入量。

4. 重口味　一般重油盐刺激食欲,会让人吃得多。生活中,每人每天食用烹调油不应超过 25 克,盐不应超过 6 克。个人饮食的不良习惯不仅会引发高血压,而且能导致肥胖,因而饮食能够使冠心病的发生和发展产生重要的影响。清淡的烹调方式不仅更能帮助肠道消化和吸收,还能帮助辨别食材新鲜与否。越是不新鲜的食材,人们在加工时越可能用过量的香辛料和油盐去遮盖食材本身的问题。

5. **晚餐吃得过饱**　对于很多上班族来说,晚餐通常是一天当中最丰盛的一餐。殊不知,这种晚餐吃得过饱的做法最伤身,会增加患肥胖、糖尿病、心脑血管疾病的风险,还会增加消化道的负担,使大脑处于活跃状态,甚至导致失眠、多梦而影响睡眠。因此,晚餐一定要适量,约"七分饱",以脂肪少、易消化的食物为宜,不宜太丰盛。

6. **进食速度快**　要知道,吃饱并不是胃肠告诉你的,而是大脑向你发出信号"已经吃了足够的食物了"。不幸的是,大脑和胃肠之间的联系有 20 分钟的延时。也就是说,只有在你事实上已经吃饱了20 分钟后,你才会感觉到这一点。吃得越快就会吃得越多,因为没有给大脑机会告诉你已经饱了。所以,吃饭还是应该细嚼慢咽。

7. **喜食甜食**　甜食美味可口,同时使人心情愉悦。但长期食用含糖量过高的食物(如糖果、甜品、饮料等),会提高身体的血糖水平,这会促使身体产生过多的胰岛素,而胰岛素对体内的新陈代谢有负面影响。这种负面影响表现在会有更多的脂肪在体内储存,而且更加难以"燃烧"。因此,如果你真想不长胖,还是远离糖为妙。

8. 常吃零食 有些肥胖者以儿童和年轻女性居多,看起来一日三餐食量并不多,但有一边做事、一边吃零食的习惯,特别容易在不知不觉中长胖。零食好吃,但应适量,不能影响正常食欲,尽量不吃高脂、高糖、高能量的食物(如油炸食品、膨化食品、烧烤食品、奶油蛋糕等)。

9. 饮水不足 新陈代谢需要用水分去"燃烧"脂肪,所以如果饮水不足,同样会使人发胖。在正常情况下,一个人每天至少应该喝 6 杯水,相当于 1 500~2 000 毫升。

10. 大量饮酒 酒的主要成分是酒精,每克酒精可提供大约 7 千卡的热量,远远超过主食的产热量。这也是为什么长期饮酒易导致摄入的热量过剩而发生肥胖的缘故。适量饮酒有益健康,建议成年男性和女性一天的最大饮酒量分别不超过 25 克和 15 克。

只有充分了解哪些是不良的饮食习惯、趋利避害,人们才能养成良好的饮食习惯,从而均衡营养,满足身体需要,更利于减肥。

第二篇

减肥必备食物

10 谷物家族营养多

俗话说:"民以食为天,食以谷为主。"人们一日三餐都离不开谷类食物,但你所了解的谷类营养价值又有多少? 各种谷类种子的结构基本相似,谷物种子脱去谷壳后都是由谷皮、糊粉层、胚乳、胚这四个主要部分组成,其营养成分则不尽相同。①谷皮为谷粒的外壳,主要成分为纤维素、半纤维素,食用价值不高。②糊粉层除含有较多的纤维素外,还含有较多的磷、B 族维生素、无机盐和一定量的蛋白质及脂肪。③胚乳是谷类的主要部分,由许多淀粉细胞构成,含大量淀粉和一定量的蛋白质。④胚富含脂肪、蛋白质、无机盐、B 族维生素和维生素 E。谷类食物中碳水化合物含量最高,约占 70%;蛋白质含量为 10%~12%,但谷物中氨基酸的组成不佳,不属于优质蛋白;脂肪含量仅为 1%~2%,玉米为4.3%,多为不饱和脂肪酸,其油脂属于优质食用油。

另外,谷类食物还含有大量的 B 族维生素、矿物质及有益健康的植物化学物。

我国传统饮食习惯中作为主食的谷物类食物有稻米、小麦、玉米、小米、粟米、红米、黑米、薏仁米、高粱、大麦、燕麦、荞麦、麦麸等,此类食物含有天然的膳食纤维、B 族维生素、不饱和脂肪酸等(表 10-1,图 10-1)。以下重点介绍四种食物。①小麦是我国百姓的主食之一,从营养价值看,全麦制品更好。小麦具有清热除烦、养心安神等功效,还可以作为药物的基础剂,故有"五谷之贵"的美称。②玉米含有多种营养成分,其中胡萝卜素、维生素 B_2、脂肪的含量居谷类之首,具有降低胆固醇水平、防止动脉粥样硬化和高血压的作用,并能增强脑力和记忆力。玉米中还含有大量膳食纤维,能促进肠道蠕动,预防肠道疾病。③薏仁米含有多种营养成分。据测定,薏仁米的蛋白质含量高达 12% 以上,其中薏苡仁酯和多糖具有增强人体免疫功能、抑制癌细胞生长、健脾利湿、清热排湿等功效。临床上常用薏仁米治疗脾虚腹泻、关节疼痛、水肿等多种病症。④燕麦是一种营养丰富的谷类食物,不仅蛋白质含量(14.3%~17.6%)高于其他谷类,并且脂肪含量仅为 6.1%~7.9%,因此被称为降脂佳品,对预防和治疗动脉粥样硬化、高血压、糖尿病、脂肪肝等有较好的效果。常用的谷类食物还有小米、黑米等,都含有丰富的营养价值,膳食平衡才更利于健康。

表 10-1 常见谷物的营养成分(100 克)

谷物	蛋白质/克	维生素 B/毫克	维生素 E/毫克	铁/毫克	锌/毫克	膳食纤维/克
大米	7.3	0.12	0.20	0.90	1.07	0.40
全麦	13.2	0.56	0.71	3.60	2.60	10.7
糙米	7.9	0.49	0.59	1.47	2.02	3.50
燕麦	16.9	0.90	—	4.72	3.97	10.6
玉米	8.5	0.11	0.98	0.40	0.08	5.50
小米	9.0	0.43	0.30	5.10	1.87	1.60
高粱	10.4	0.39	1.80	6.30	1.64	4.30
荞麦	9.3	0.44	0.90	6.20	3.60	6.50

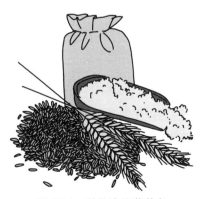

图 10-1 谷物家族营养多

许多研究发现,谷类食物的营养物质有助于促进身体健康。①全谷类食物的摄入与心脏病的发病概率有关,增加全谷类食物的摄入能使心脏病的发病概率平均降低 26%。哈佛对 75 571 名女性进行的研究也得出了类似的结果,吃全谷类食物最多的女性患中风的概率降低了 31%。②高纤维膳食使结肠癌的发病率降低了 25%。③最新的研究发现,经常吃全谷类食物可以减少前列腺癌的发生。

在进食谷类食物时,我们并不建议钟情于某一种食物,鼓励尝试多种食物,因为不同食物中营养成分的种类和数量不尽相同,而人体对各种营养素的需求也各不相同。《中国居民膳食指南(2016)》推荐成人每日摄取谷类食物 200~300 克为宜,不同食物的混合可均衡和提高膳食营养优势,食物多样才是平衡膳食的基础。

11 粗细搭配利减肥

"粗细搭配,减肥不累"。谷类食物中的全谷物食物是指未经精细化加工或虽精碾磨粉碎处理,但仍保留了完整谷粒所具备的胚乳、胚芽及天然营养成分的谷物。而现代社会科技发达,为了追求口感和风味,精米面往往更受欢迎。殊不知,精米面的营养程度远远低于普通米面。由于加工精度更高,富含蛋白质、脂肪、维生素和矿物质的米胚和皮层大多已被去掉,长期食用研磨过分精细的米面会引起维生素 B_1 缺乏症,甚至导致血液中甘油三酯水平升高而致肥胖。

全谷物俗称"粗粮",可提供更多的 B 族维生素、矿物质、膳食纤维等营养成分及有益健康的植物化学物。粗粮因含有丰富的膳食纤维而被称为"减肥利器"。美国 2007 年有项研究,针对欧美成人为主的队列研究和横断面研究进行了分析,结果显示,每天摄入全谷物超过 48 克的人群与全谷物每天摄入量低于 8 克的人群相比,其体质指数降低 0.63 千克/平方米腰围减小 2.7 厘米,腰臀比降低 0.023,这可能与膳食纤维摄入量增加、总脂肪和饱和脂肪摄入量下降及饱腹感增加有关(图 11-1)。《中国居民膳食指南(2016)》推荐食物多样化,吃主食的精髓首先在于粗细搭配,比如蒸米饭时加些小米,煮白米粥时加一把燕麦。健康成年人每天最好吃 50~100 克粗粮,占主食总量的 1/3 左右。要真正做到粗细搭配应注意:①采取食物小分量的方法。每天我们摄入的能量和食物分量相对固定,每种食物都是"小份"才能做到多样化,保证营养的同时,又利于瘦身。②同类食物互换也能让我们的食谱变化多样,让餐桌丰盛起来,如米饭、馒头、面条、小米粥、全麦馒头、全麦面包等可以互换。各餐可选用不同种类的谷类食材及不同风味的主食,但不建议过多选择白粥和煎炸的主食,后者会导致油脂摄入过多。③巧妙搭配食物,做到既好吃、又能吃好。例如主食可增加全谷物食物,大米可与糙米、杂粮(燕麦、小米、荞麦、玉米等)搭配食用,传统的二米饭、八宝粥等都是增加食物品种、实现粗细搭配的好方法。④充分利用现代化的炊具。全谷物入口感觉粗糙,习惯精米面的人们初期很不适应,可以尝试利用现代化炊具,用豆浆机制作豆浆或米糊,用高压锅煮八宝粥,用电蒸锅蒸玉米棒、杂粮馒头等,可使全谷物食物更美味。

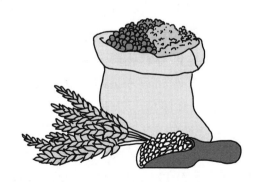

粗细搭配，减肥不累

图 11-1　粗细搭配利减肥

　　需要特别注意的是,同一种谷类食物由于烹调方式不同,其升糖指数不同,升糖指数越低越利于减肥。食物升糖指数是指含 50 克可利用碳水化合物的食物与相当量的葡萄糖在一定时间(2 小时)体内血糖反应水平的百分比值,反映食物与葡萄糖相比升高血糖的速度与能力,通常设定为 100,大于 70 为高升糖指数,55~70 为中升糖指数,小于 55 为低升糖指数。研究表明,食用蒸煮比较烂的米饭,在餐后 0.5~1.0 小时内血糖水平明显高于吃干米饭后的血糖水平。因此超重人士不宜喝熬煮时间较长的白米粥,否则将越喝越胖。而对于咀嚼功能和消化功能较弱的人,如果不能接受过于粗糙的食物,则更要注意粗细搭配。小米、玉米、燕麦、全麦粉等可以直接作为主食,例如早餐吃小米粥、燕麦粥、八宝粥等,午餐、晚餐可在小麦粉中混入玉米粉或选用全麦粉,白米中放一把糙米、燕麦等(适宜比例是全谷物占 1/3)来烹制米饭。只有坚持营养均衡的饮食才更利于减肥。

　　谷类食物是人体最经济、最重要的能量来源(表 11-1),其所含的丰富碳水化合物是人体必需的营养素,具有非常重要的生理作用。因此,每天进食适量的各类谷类食物是健康的基本保障,粗细搭配更是维持美好身材的基础。

表 11-1　常见谷类食物的热量（100 克）　单位：千卡

谷类食物	热量	谷类食物	热量
大米	391	方便面	470
薏米	361	小米	361
糙米	332	麦片	360
面条	330	通心粉	350
玉米	78	白粥	50

12　怎样吃米饭才不胖

　　几千年来,香喷喷的白米饭都在我们的餐桌上扮演着举足轻重的角色。稻谷是世界上一半以上人口的主要食用谷类。在我国,约有 2/3 的人以大米为主食。随着生活质量的不断提高,吃已经不是填饱肚子那么简单了,吃什么和怎样吃才是人们所关心的。而通常只要一说起减肥,人们首先就会想到"戒饭"。难道减肥就一定不能吃米饭? 大米是我们最常吃的谷类食物之一。从营养角度来说,大米能提供淀粉质,属于碳水化合物的一种;稻米蛋白质具有相对较高的生物效价和功效比值,能较好地被人体吸收并利用,作为主食,我们每天可以从米饭中摄入的蛋白质占需要量的 30% 以上。并且,米饭丰富的矿物质,如钙、镁、磷、叶酸等,有益于人们身体健康(表 12-1)。众所周知,机体需要的能量主要由碳水化合物提供,而米饭中碳水化合物的含量达20%以上,是最经济、实用的能量来源。事实上,米饭的热量并不高,二两米饭的热量只有116千卡,仅相当于一根半香蕉的热量。米饭的主要成分是碳水化合物,脂肪含量也非常低。在人体三大能量来源中,相比蛋白质与脂肪,碳水化合物是最容易被身体转换成能量的。因此,每天吃适量的米饭能提供一天所需的能量,让人精神饱满。现代营养学认为,每天的饮食中,碳水化合物、蛋白质和脂肪三大营养素是不可或缺的,这是不变的法则。

表 12-1　米饭的矿物质含量(100克)　　单位:微克

矿物质	含量	矿物质	含量
叶酸	6.9	钾	21.0
烟酸	1.7	镁	10.0
钙	6.0	钠	1.7
磷	15.0	硒	1.13

每天究竟吃多少碳水化合物为好呢? 推荐一天中摄入的碳水化合物的能量约占每日能量需要量的50%~70%。也就是说,一天的能量摄入量为1 800千卡的话,900~1 260千卡从碳水化合物中获取,这是营养学上最理想的状态。用食材的量来换算的话,相当于 2~3 碗饭(一碗 150~200 千卡)和一人

份的面食(300~350千卡)、一小份点心(100~150千卡)。在摄取同等热量的情况下,根据进食类型,碳水化合物中,最不容易导致发胖的就是以米饭为代表的粒状食物。比起精细加工的小麦粉制品,米饭更适合减肥者食用,因为从血糖值上升的情况来看,比起面包和面类,米饭更不容易使血糖值上升。要维持日常生活和新陈代谢,我们要摄取足够的碳水化合物。若为了减肥而戒除所有谷类食物,而改吃肉类,或只吃生果充饥,可能会吸收更多的热量(根据具体烹饪方法和进食分量而定),增加发胖的机会。当然,吃饭过多亦会导致热量供应过剩的情况,同样可引发肥胖。所以吃白米饭并不一定会导致肥胖。至于吃饭多少,要按照自己的身高、体重、活动量而定。

那么,怎样吃米饭才不会变胖呢? 首先,不吃太软的米饭。吃软米饭后,体内血糖浓度会明显上升。因此,建议不要长时间浸泡米、增加水量或长时间烹煮,以免加快淀粉在体内的消化速度。其次,不吃汤泡饭。吃汤泡饭使咀嚼次数减少、进食过快,容易吃得过饱,导致摄入过多热量。而且汤泡饭不利于胃的消化,经常吃容易得胃病。再次,米饭宜最后吃。想要减少米饭的摄入量,就要改变吃饭的顺序,先吃蔬菜,再喝汤,然后吃肉类,最后吃饭。因为吃饭之前已经吃了很多食物,所以就不会再吃太多的米饭而导致发胖。另外,建议选择加工不是很精细的稻米,使用小号餐具,并尽量按时吃饭,减慢进餐速度,规律进餐。

如米饭里加点菜(图 12-1),蔬菜含有丰富的水分和膳食纤维,不仅可以增加饱腹感,促进消化,帮助排便,而且降低了人们所摄取食物的整体热量,推荐加入香菇、海苔和笋等,可以让米饭更香,补充膳食纤维的同时,更有利于减肥。

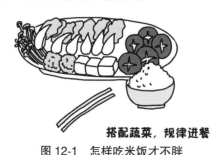

搭配蔬菜,规律进餐

图 12-1 怎样吃米饭才不胖

13 薯类家族的减肥传说

"每日食薯,癌症远走。"近年来,薯类被养生人士誉为"减肥食物""抗癌食物"。薯类的共同点是碳水化合物含量仅占 25% 左右,并且含有丰富的淀粉、膳食纤维、纤维素和多种维生素,有利于肠道蠕动,可以预防和缓解便秘。由于其脂肪含量少,热量远低于主食,适量食用不必担心脂肪过剩,所以薯类对减肥人士而言是绝佳食物(表13-1)。近20年来,我国居民薯类的摄入量明显下降。据统计,1982年城乡居民每日薯类摄入量为179.9克,2002年下降到49.1克。而薯类家族恰是营养多又利于减肥的佳品(图13-1)。

表 13-1　薯类食物的热量(100 克)　　单位:千卡

薯类食物	热量	薯类食物	热量
红薯	99	土豆	76
山药	57	芋头	76
紫薯	82	炸薯片	568

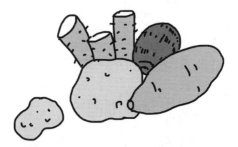

图 13-1　薯类家族利减肥

我国传统饮食习惯中作为主食的薯类食物有红薯、马铃薯、芋头、山药。此类食物因为其含有丰富的淀粉、膳食纤维及多种维生素和矿物质,几乎不含脂肪,对肥胖及各种慢性病的预防的确能起到一定的作用。以下重点介绍5种薯类食物。①红薯:含大量果胶和黏多糖,帮助保持血管弹性,预防动脉粥样硬化,促进肠道蠕动利于消化。美国哈佛大学的研究表明,女性每增加摄入一份薯类(约150克),可使冠心病的发病风险降低22%,可使肥胖风险降低7%。此外,红薯中的β胡萝卜素、维生素A能维持正常视觉,维护皮肤正常生长,花青苷类色素还有抗氧化等保健功效。糖尿病患者也可适量摄入红薯,但需衡量进食总量。②山药:富含特有的活性多糖,能增强免疫力、抗衰老、降血脂,具有较高的药用价值。据《本草纲目》记载,适量食用山药能帮助消化,解毒、解酒,化解积痰。山药的碳水化合物含量较高,如果吃了山药应适量减少米饭等主食的摄入量,避免碳水化合物摄入过量而引发肥胖。③芋头:营养成分很多,其中的烟酸是身体代谢热量必不可少的物质。烟酸进入身体后,能够帮助脂肪代谢,是减肥的好帮手。另外,芋头还含有一种叫作皂苷的物质,有利于水分排出体内,防止身体水肿。虽然芋头营养丰富,热量也比较低,但吃的时候要注意,皮肤敏感的人食用芋头有可能发生过敏。④土豆:又名马铃薯。2015年1月6日,农业部正式提出要将土豆主粮化。土豆作为薯类食物的代表,深受大众喜爱,还被法国人称为"地下苹果"。土豆是低脂肪、高蛋白质的食物,维生素 C、钾、膳食纤维的含量也很丰富,有助于减肥,降低中风的发病率。从健康防病的角度来说,心血管疾病专家认为,相比于精白粮食为主的饮食,以土豆作为主食对心血管健康是有益的,因为土豆中所含的钾、维生素 C、纤维素、抗氧化物质等有利于帮助降低血压,改善血脂,降低炎症反应水平。⑤紫薯:给人的饱腹感很强,虽然淀粉含量高,但升糖指数较低,适合减肥人群作为主食。另外,紫薯中的硒和铁是人体抗疲劳、抗衰老、补血的重要元素。紫薯中的花青素具有很好的抗氧化功能,有助于保护眼睛,预防减肥后的皮肤松弛。

许多研究发现,薯类食物的营养物质有助于促进身体健康。薯类食物含有特殊的淀粉,有增强结肠运动的功能,可以防治便秘。薯类食物富含矿物质,所含的钾、维生素 C 可预防脑血管破裂,每周平均吃几个马铃薯,患中风的危险性可减少 40%。薯类富含钾、β 胡萝卜素、叶酸、维生素 C、维生素 B_6,有助于预防心血管疾病。钾有助于人体细胞液和电解质的平衡,维持正常血压和心脏功能。β 胡萝卜素和维生素 C 有抗脂质氧化、预防动脉粥样硬化的作用。补充叶酸和维生素 B_6 有助于降低血液中高半胱氨酸水平,后者可损伤动脉血管,是心血管疾病的独立危险因素。美国堪萨斯大学一项动物实验发现,吸烟的大鼠体内维生素 A 水平较低,容易发生肺气肿;薯类富含维生素 A,进食薯类食物的吸烟大鼠肺气肿的发病率明显降低。研究人员建议吸烟者或被动吸烟者最好每天吃一些富含维生素 A 的薯类食物,可预防肺气肿。

在进食薯类食物时,我们要注意的是,虽然薯类淀粉含量丰富,而且属于慢消化淀粉,是主食淀粉的极好来源,非常有利于血糖控制,但是一旦做成菜肴,要额外吸收油脂,最典型的就是炒土豆丝和炸薯条,这样不但营养素遭到破坏,还增加了食物热量,不利于体重控制。如果一定要用薯类做菜,最好做成炖菜,例如土豆炖牛肉、山药炖排骨都是不错的选择,但同时这一顿饭的主食要适当减量。再者,很多减肥狂热人士每餐都以薯类为主食,时间长了容易导致蛋白质缺乏型营养不良,而且薯类丰富的膳食纤维也会影响矿物质的吸收。最推荐的吃法是用薯类部分替代主食,做到粗细搭配,尽量早上吃薯类,每周吃 5~7 次就足够了,每次 100~200 克。因薯类食物不耐放,容易变质,所以建议每次少买,现买现做,吃新鲜、卫生的薯类食物,并要采用蒸、煮等少油、少盐的烹调方式,这样才利于健康减肥。

14　豆类家族营养好

人们都知道多吃豆类有益于身体健康,但大家是否知道豆类还是减肥的上好佳品呢?豆类分为大豆和杂豆,其提供的能量与谷类相似,但蛋白质和脂类含量要高得多。豆类食物蛋白质的含量一般为30%~50%,是一般谷类的3~5倍;豆类食物中脂类的含量约为18%,其中不饱和脂肪酸占85%左右,饱和脂肪酸占15%左右,其中主要为大豆磷脂。豆类食物中的碳水化合物含量不高,约为25%,其中50%为淀粉、半乳聚糖、蔗糖等。豆类食物中含丰富的铁、磷、钙,另外维生素 B_1、维生素 B_2、烟酸等 B 族维生素的含量也比谷类多出数倍,还含有一定量的胡萝卜素及维生素 E。杂豆类的碳水化合物含量比较高,约为50%~60%;蛋白质的含量低于大豆类,但高于谷类,约为25%;脂类的含量比较低,约为1%。研究表明,只要坚持吃豆类食物达到两周,就可以降低体内的脂肪含量。

我国传统饮食习惯中作为主食的豆类食物有大豆中的黄豆、青豆、黑豆,以及杂豆中的豌豆、蚕豆、红豆、绿豆、芸豆等。以下重点介绍 4 种豆类食物。①黄豆是高植物蛋白食物,蛋白质含量占 40%左右,比大米蛋白质含量高 6 倍,比猪肉高 2 倍,是鸡蛋含量的 2.5 倍。黄豆所含的油脂中 85% 属于不饱和脂肪酸,以亚油酸最为丰富,而且油脂不含胆固醇。黄豆富含一种植物雌激素——异黄酮,具有抗肿瘤、抗氧化、抗溶血的作用,对心血管疾病、骨质疏松症、更年期综合征等具有预防和治疗作用。黄豆所含的蛋白质不输于肉类,丰富的膳食纤维能增强饱腹感,促进新陈代谢,堪称"减肥圣品"。②绿豆含有丰富的蛋白质和糖类,而脂肪含量甚少。所含蛋白质主要为球蛋白,还含有蛋氨酸、色氨酸、酪氨酸等。所含的磷脂中有磷脂酰胆碱、磷脂酰乙醇胺、磷脂酰肌醇、磷脂酰甘油、磷脂酰丝氨酸、磷脂酸等。这些成分是机体许多重要器官必需的营养物质。其脂肪含量少,又能健胃、利尿,降低血脂和胆固醇,因而利于减肥。③红豆又叫赤小豆,富含淀粉、蛋白质、钙、铁和 B 族维生素等多种营养成分,食用和药用价值都比较高。红豆有解毒排脓、利水消肿、清热去湿、健脾止泻的作用。平常多吃些红豆,还有净化血液及减肥的效果。④黑豆具有降血脂、抗氧化、养颜美容的效果。黑豆所含的 15% 的油脂中,以不饱和脂肪酸为主,可促进胆固醇的代谢、降低血脂。黑豆也含有许多的抗氧化成分,最特别的是异黄酮素、花青素。黑豆还含有丰富的抗氧化剂维生素 E,能清除体内的自由基,减少皮肤皱纹,达到减肥养颜的

目的。此外,还有芸豆、蚕豆、豌豆、扁豆等,都含有丰富的营养价值并利于减肥(图 14-1,表 14-1)。

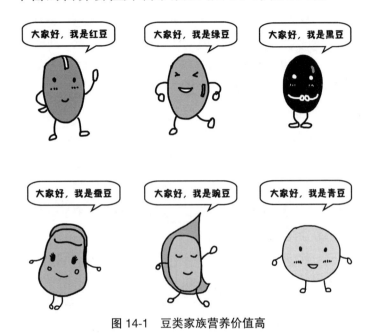

图 14-1 豆类家族营养价值高

表 14-1 常见豆类的营养成分(100 克)　　单位:克

豆类	蛋白质	脂肪	碳水化合物	无机盐
黄豆	39.2	17.4	25.0	5.0
黑豆	49.8	12.1	19.0	4.0
红豆	20.7	0.5	58.0	3.3
绿豆	22.1	0.8	59.0	3.3
芸豆	1.9	0.8	4.0	0.8
蚕豆	28.2	0.8	49.0	2.7

研究表明,豆类食物含有丰富的不饱和脂肪酸,能分解体内的胆固醇,促进脂质代谢,使皮下脂肪不易堆积。更有专家认为,豆类食物中的皂苷能排除黏附在血管壁上的一种脂肪,并能减少血液中胆固醇的含量。豆类食物对男性的好处主要体现在保护前列腺。研究显示,每天喝一杯豆奶,男性患前列腺癌的风险能降低 30%;每天喝两杯,则能把风险降低 70%。专家解释,这主要是因为在人们食用大豆及其制品之后,肠道中会分解一种物质,这种物质能够抑制乙羟基素的形成,有可能会导致前列腺癌。这种物质还可以防止脱发,对于那些有脱发倾向的男性来说,这无疑是个福音。常食用富含异黄酮的豆类食物还可降低乳腺癌、结肠癌的发病率。需要注意的是,虽然豆类食物非常利于减肥,但其在肠道中经细菌作用可发酵产生二氧化碳和氨,引起腹部胀气,不宜餐餐食用。另外,为了满足人体维持健康的营养需求,豆类食物也需要合理搭配多类别、多品种的其他食物,才更利于健康减肥。

15 豆制品,血脂"清道夫"

"别看豆子个头小,其实全身都是宝!"豆制品,即以大豆为原料的大豆食品和以其他杂豆为原料的其他豆制食品。豆类的热量主要来源于碳水化合物与优质大豆蛋白,只要烹调时不加过多糖,热量绝对不高(表 15-1)。

表 15-1　豆制品的热量(100 克)　　单位:千卡

食物	热量	食物	热量
黄豆粉	418	腐竹	459
香干	147	豆芽	92
腐乳	133	豆腐	72
臭豆腐	130	无糖豆浆	16

　　通常所说的豆制品主要是指大豆食品,包括大豆粉、豆腐、豆浆、豆浆粉、豆腐干、腐竹、素鸡、素火腿、发酵性大豆制品、大豆蛋白粉及其制品、大豆棒、大豆冷冻食品等。大豆经过加工制作成食品,不仅蛋白质含量不减,而且还提高了消化吸收率。豆制品的营养主要体现在其丰富的蛋白质含量,其所含的人体必需氨基酸与动物蛋白相似,同样也含有钙、磷、铁等人体需要的矿物质,以及维生素 B 和纤维素。而豆制品中不含胆固醇,因此有研究提倡肥胖、动脉硬化、高脂血症、高血压、冠心病等患者多吃豆类和豆制品。对健康群体而言,豆制品营养丰富,更

是血脂的"清道夫"（图 15-1）。

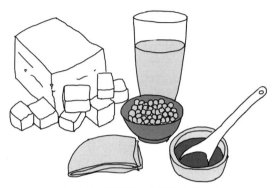

图 15-1　豆制品，血脂"清道夫"

大豆的优质蛋白质含量高，脂肪含量低，尤其是大豆制品能使大豆中各种营养素的利用率都得到很大的提高，是利于肥胖患者的食物。以下重点介绍 3 种豆制品。①豆腐。根据加工方法不同，可分为南豆腐和北豆腐两种。南豆腐含水量约 90%，质地细嫩，蛋白质含量为 4.7%~7.0% 不等，脂肪在 1% 左右，另外还含有一些碳水化合物。北豆腐一般由提取脂肪后的大豆制取，含水量在 85% 左右，脂肪含量不到 1%，蛋白质含量较南豆腐有所增加，为 7%~10%。豆腐在加工过程中去除了大量的膳食纤维，各种营养素的利用率有所提高，蛋白质消化率达 92%~96%。尤其是豆腐中的蛋白质不同于动物，脂肪含量低,且无胆固醇,96%能被人体吸收,最适合动脉硬化、高血压和冠心病的患者食用。②豆浆。蛋白质含量一般为2.5%~5%,主要与原料用水量和加水量有关,脂肪含量偏低,适合老年人及高脂血症患者饮用。③豆芽。大豆与绿豆都可以制作豆芽,其所含的营养素除豆类本身的营养素外,在发芽过程中还产生了维生素C,加上含水量多、热量低,多食有助于减肥。

豆制品的功效颇多。①可预防骨质疏松。豆制品含有丰富的钙及一定量的维生素D,二者结合可有效预防和改善骨质疏松。②可提高机体免疫力。豆制品中含有丰富的赖氨酸、不饱和脂肪酸、淀粉、蔗糖及多种维生素和矿物质,可提高机体免疫力。③可预防便秘。豆制品为肠道提供了充足的营养素,对防治便秘、肛裂、痔疮、肠癌等有积极的效果。④可延缓衰老。豆制品中含有丰富的雌激素、维生素E,以及大脑和肝脏所必需的磷脂,对女性改善更年期症状有明显的作用。⑤还可预防心脑血管疾病。豆制品中所含的豆固醇与不饱和脂肪酸有较好的祛脂作用,对肥胖的中老年人预防心脑血管疾病有很好的效果。⑥豆制品的脂肪含量极低,所含的碳水化合物只能被吸收50%,肥胖者进食后不仅有饱腹感,而且热量比其他食物低,所以有利于减肥。

美国肯塔基大学研究豆类食品的詹姆斯·安德森医生提出,有些男性对豆制品心存疑窦,主要是因为大豆含有丰富的异黄酮,这是一种雌激素的类似物。但美国最近一项试验已证明,日常生活中的大豆食用量根本不会让男性出现性器官萎缩和乳房增大等现象。随着社会进步及人民生活水平的提高,人们对营养的需求已超出单纯满足生存。而合理的膳食结构是人类提高生活质量、保持健康状态的有效方法。大豆及其制品作为中国营养学会编写的《中国居民膳食指南(2016)》中推荐的食物,与我们的健康密不可分。豆制品虽然营养丰富,但并非多多益善、人人皆宜,尤其患有消化性溃疡、肾脏疾病、痛风的患者应尽量少食。所以,食物多样应适可而止,这才是科学的饮食之道。

16 减肥能吃肉吗

人们都说荤菜是肥肉的来源,于是"谈肉色变"。说起导致发胖的罪魁祸首,那必须是肉类中的脂肪,而且摄入的脂肪不需要复杂的化学反应就能转化为人体的脂肪而储存,所以吃肉成了肥胖的头号敌人。然而,这其实是个错误的观点!因为减肥不但能吃肉,适当吃肉还有助于减肥(图16-1)。

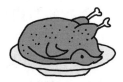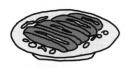

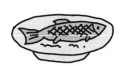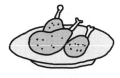

图 16-1　减肥能吃肉

近年来,在国际上颇为流行的"吃肉减肥法",也被称作"阿金饮食法",即少吃碳水化合物,多吃动物性蛋白含量高的食物。此法让许多爱吃肉的人士纷纷尝试。肉类营养丰富,具体体现在以下方面。①富含蛋白质,饱腹感强,还能控制血糖水平的上升。肉类能提供丰富的蛋白质,100 克瘦肉就能提供约 20 克的蛋白质,膳食中足够的蛋白质能提供更长久的饱腹感,而且富含蛋白质的混合膳食能延缓餐后血糖水平的上升速度,减少人体胰岛素的分泌,抑制脂肪的合成。维持正常的基础代谢及机体组织的修复也需要足够多的蛋白质参与。如果完全不吃肉,则需要吃更多的主食才能补充蛋白质。

②肉类富含促进新陈代谢的维生素。肉类可提供丰富的 B 族维生素,尤其是维生素 B_1(猪肉中含量较高)、烟酸、泛酸、叶酸等,它们都是身体代谢热量必不可少的营养素,能帮助身体尽快消耗热量。③肉类可调节血压、血脂,预防慢性病,还能提供必需脂肪酸。瘦肉中含有单不饱和脂肪酸和 ω-6 多不饱和脂肪酸。前者就是类似于橄榄油中主要含的那一类脂肪酸,功效也类似橄榄油,尤其是禽肉脂肪。后者是人体必需脂肪酸之一,对于调节血压、血脂及预防慢性病都有帮助,而且能减轻免疫负担。④肉类能提供丰富的铁和锌,而且吸收率较植物性食物中的铁和锌要高。人体缺少这两类物质很难瘦下来,因为缺铁的人容易疲劳,很难坚持运动。被誉为"生命元素"的锌对于减肥也很重要,锌是合成胰岛素的原材料,胰岛素控制着人体血糖平衡,而平稳的血糖水平在减肥中起着至关重要的作用。锌还能促进胃酸的分泌,帮助蛋白质的消化、吸收。此外,锌参与核酸和蛋白质的代谢,保护和修护人体 DNA,维护人体细胞正常的新陈代谢,可促进减肥。

那么,究竟吃什么肉才利于减肥? 吃多少合适呢? 并不是说肉类利于减肥就可以放开肚皮随便吃。肉的选择有讲究,最好是去皮的鸡肉、精牛肉、瘦猪肉、瘦羊肉,少吃脂肪含量丰富的肥肉(表16-1)。以下重点介绍3种肉类。①鸡肉。每100克鸡肉蛋白质含量高达23.3克,脂肪含量只有1.2克,比各种畜肉低得多。所以,适当吃些鸡肉,尤其是鸡胸肉,不但有益于人体健康,也不会引起肥胖。②牛肉。其营养价值仅次于兔肉,也是适合胖人食用的肉类。每100克牛肉含20克以上的蛋白质,牛肉蛋白质所含的必需氨基酸较多,而且脂肪和胆固醇含量较低,因此,特别适合胖人及高血压、血管硬化、冠心病和糖尿病患者适量食用。③羊肉。羊肉的肉碱含量高,利于脂肪代谢。肉碱是一种天然的水溶性维生素,存在于肉类食物中。经过科学研究和分析,人们发现,肉碱对于脂肪代谢有极强的促进作用。各种肉类的肉碱含量不同,在每100克肉中,猪肉含21毫克肉碱,牛肉含95毫克肉碱,而羊肉的肉碱含量则高达281毫克。肉碱含量越高越利于脂肪的代谢。另外,羊肉中脂肪的凝固点比其他肉类脂肪要高。所谓脂肪的凝固点,指的是脂肪由固态转化为液态所需的最低温度。猪肉的凝固点为30℃,牛肉为40℃,而羊肉是44℃。因此,羊肉脂肪较其他肉类脂肪不易被身体吸收,也就不易成为肥胖的来源。羊肉具有这么多的优点,越来越多的人们成为羊肉的忠实"粉丝"。

表 16-1　肉类的营养素（100 克）

食物	热量 / 千焦	蛋白质 / 克	脂肪 / 克	碳水化合物 / 克	钙 / 毫克
瘦猪肉	1 379	16.7	28.8	1.1	11
猪肝	535	20.1	4.0	3.0	11
精牛肉	1 128	17.7	20.3	4.0	5
瘦羊肉	1 543	13.3	34.6	0.6	11
鸡肉	437	23.3	1.2	—	11
鸭肉	560	16.5	0.6	0.1	11

　　一般来说，每人每天每千克体重应摄入 1 克蛋白质，即一名体重 60 千克的女性每天应摄入 60 克左右蛋白质，每天摄入 100 克左右的瘦肉即可满足需求。另外为了避免摄入多余的油脂，尽量采取蒸、炖、烤的烹饪方式。尽量不要吃过量，毕竟它们都属于高热量食物。减肥吃对了肉，就可达到"以肉减肉"的神奇效果。

17 水产类食物，减肥"利器"

　　人们经常食用的水产类食物是鱼虾贝蟹类，此类食物含丰富的优质蛋白质、脂类、维生素和矿物质，蛋白质含量为 15%~22%，碳水化合物含量约为 1.5%，脂肪含量为 1%~5%，还含有一定数量的维生素 A、维生素 D、维生素 E 和维生素 B，且水产类食物的脂肪多由不饱和脂肪酸组成,因此水产类食物堪称"减肥利器"(表 17-1,图 17-1)。

表 17-1 常见的水产类食物营养含量(100 克)

食物	热量 / 千焦	蛋白质 / 克	脂肪 / 克	碳水化合物 / 克
墨鱼	267	13.0	0.7	1.4
草鱼	522	19.5	5.2	—
鲍鱼	351	12.6	0.8	—
虾类	364	16.4	0.6	1.5
蟹类	342	14.0	2.6	0.7

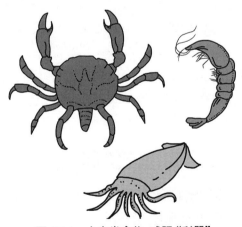

图 17-1 水产类食物,减肥"利器"

鱼虾类向来就备受爱美女性的青睐,因为此类食物富含生长发育所需的最主要的营养物质——

蛋白质,包含各种必需的氨基酸,是人类的优质蛋白食物。此外,鱼虾类还含亚麻酸、花生四烯酸、亚油酸等人体必需脂肪酸和二十碳五烯酸、二十二碳六烯酸,可见鱼虾类不仅是优质食物,还能预防心肌梗死、冠心病、脉管炎、脑动脉硬化等多种疾病。鱼虾类的营养价值优于很多肉类。一般畜肉的脂肪中多为饱和脂肪酸,而鱼的脂肪却含有多种不饱和脂肪酸,具有很好的降胆固醇作用。所以,胖人吃鱼肉较好,能防止动脉硬化和冠心病的发生,更能避免肥胖。

　　鱼虾类的味道清鲜可口,多食不腻,脂肪含量低,大多数只有1%~5%,且多为不饱和脂肪酸,人们不用担心吃鱼、虾肉会造成脂肪囤积。鱼肉不仅自身容易被消化,还可以帮助消耗体内的肌肉蛋白质,抑制脂肪沉积。以下重点介绍4种鱼类。①草鱼。非常普遍和常见的鱼类,大家的餐桌上很容易见到。草鱼虽然普通,但是却有暖胃、平肝祛风的功效,是温中补虚的养生食物。秋季不妨多买点草鱼吃,属于便宜又有益的食物。草鱼与豆腐同食,具有补中调胃、利水消肿和减肥的功效。②墨鱼。100克墨鱼中含有83千卡热量、0.9克脂肪。墨鱼中碳酸钙含量充足,且含有碳水化合物、维生素A、B族维生素及钙、磷、铁等人体所必需的物质。墨鱼中含丰富的矿物质,可以补充减肥导致的矿物质过度消耗。墨鱼可以煲汤,主要作用于胃肠,可加强胃肠的消化功能,瘦腹效果极佳。③罗非鱼。100克罗非鱼含有98千卡热量,脂肪只有1.5克。它含有多种不饱和脂肪酸和丰富的蛋白质,在日本,罗非鱼被称为"不需要蛋白质的蛋白源"。不饱和脂肪酸不易形成脂肪,还可帮助溶解饱和脂肪酸,对减肥有益无害。④虾类。含有丰富的不饱和脂肪酸和微量元素,可以酯化人体内的胆固醇,降低血脂浓度,并提高细胞活性,促进代谢,是健康瘦身的首选。此外,还有三文鱼、鲫鱼、黄鱼、鲈鱼等,适量多吃还可以帮助利水除湿,排出身体多余的水分,让水肿的身材变得更纤细。

深海鱼和淡水鱼各有其营养价值,虽然部分深海鱼的营养价值略胜一筹,很多营养学家也都鼓励多吃深海鱼,但也不应完全摒弃淡水鱼。大部分常见鱼类的蛋白质和脂肪含量都相差无几,其实鲈鱼等淡水鱼也是不错的选择,营养丰富且性价比高,不会导致肥胖。水产中,除了鱼类,虾、蟹及贝类的营养价值也很高,可与鱼类替换食用。除了蛋白质和脂肪,不同水产品中微量元素的含量略有不同,如海水鱼中含有较多的碘,而牡蛎和扇贝中含有较多的锌,河蚌和田螺中含有较多的铁,替换食用可互相补充。鱼虾类一般建议现杀现吃,采取煮、蒸等烹饪方式,忌烟熏及腌制,这样才能使水溶性维生素溶于水中,对营养素破坏小,味道更鲜美,营养素保存更完整。考虑到其 DHA 的含量,建议每周至少吃一次海鱼,推荐鲅鱼、三文鱼、海鲈鱼和小黄鱼,尽量少吃金枪鱼、鲨鱼、剑鱼、旗鱼等大型肉食性鱼类。经常食用鱼虾类除了能减肥,还可以预防心脑血管疾病。《中国居民膳食指南(2016)》建议每天食用鱼类 40~75 克,或每周食用 2~3 次鱼虾类,每次 100~150 克。水产类食物的热量一般都不会太高,脂肪含量较低,优质蛋白质含量丰富,所以适合减肥。

18 鸡蛋,减肥必需品

鸡蛋是人类最好的营养来源之一,鸡蛋中含有大量的维生素和矿物质,以及生物学价值高的蛋白质。对人体而言,鸡蛋的蛋白质品质最佳。鸡蛋一度被评为"世界上最有营养的早餐",有"理想的营养库""全营养食品"等美称。

鸡蛋含丰富的优质蛋白,每 100 克鸡蛋含 13 克蛋白质,两个鸡蛋所含的蛋白质大致相当于 50 克鱼或瘦肉所含的蛋白质。鸡蛋蛋白质的消化率也高于牛奶、猪肉、牛肉和大米。每 100 克鸡蛋中含脂肪 11.1 克,大多集中在蛋黄中,以不饱和脂肪酸为多,脂肪呈乳融状,易被人体吸收。此外,鸡蛋中蛋氨酸的含量特别丰富,而谷类和豆类都缺乏这种人体必需的氨基酸,所以,将鸡蛋与谷类或豆类食物混合食用,能提高后两者的生物利用率。鸡蛋还含有其他重要的微营养素,如钾、钠、镁、磷,特别是蛋黄中的铁质达 7 毫克 /100 克。所以,可以说鸡蛋是减肥人士的必需营养品(图 18-1)。

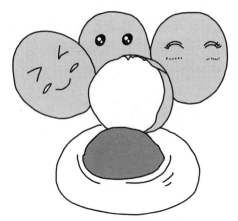

图 18-1　鸡蛋,减肥必需品

吃"土鸡蛋"还是"洋鸡蛋"更营养、更利于减肥呢? 近年来,不断有专家进行分析比较俗称的"土鸡蛋"就是在自然环境中成长,吃天然食物辅以谷类及蔬菜类喂养的鸡所生的蛋。所谓"洋鸡蛋"就是圈养并喂以配方饲料的鸡所生的蛋。人们的传统观念认为"土鸡蛋"的营养价值比"洋鸡蛋"的营养价值高。其实,养鸡场里的鸡所吃的饲料是经过科学配比的,营养素含量全面、均衡,因此产出的蛋中,铁、钙、镁等矿物质元素的含量高于土鸡蛋。既然"土鸡蛋"在营养成分上并不比"洋鸡蛋"高,为什么还有那么多人爱吃呢？最主要的原因是"土鸡蛋"的口感好、脂肪的含量更高,所以蛋黄较大,简单的烹饪方法能将其优良的口感完美发挥出来。而"洋鸡蛋"的蛋清较多,适合做盐蛋或打蛋花。"土鸡蛋"和"洋鸡蛋"营养成分中有显著差异的主要是胆固醇的含量,"土鸡蛋"的胆固醇含量是"洋鸡蛋"的 2.3 倍。每日胆固醇的摄取量应少于 300 毫克,超过此推荐摄入量的中老年人易发生慢性心血管疾病及慢性代谢性疾病。目前,美国已经开始出售低脂肪、低胆固醇的特种鸡蛋。这种鸡蛋的饱和脂肪含量比普通鸡蛋低 25%,胆固醇低 15%,维生素 E 和 ω-3 不饱和脂肪酸的含量高出数倍,同时富含碘和维生素 B_2,可以预防心血管疾病、癌症和眼病。正常情况下,每个鸡蛋的胆固醇含量大约为 213 毫克,每日摄入 1 个鸡蛋黄不会引起血脂的上升,就减肥而言,人们更适合进食"洋鸡蛋"(表 18-1)。

表 18-1　"土鸡蛋"与"洋鸡蛋"营养成分对比表
（每 100 克可食部分）

营养成分	"土鸡蛋"	"洋鸡蛋"
胆固醇 / 毫克	1 338	585
蛋白质 / 克	11.1	14.7
维生素 A/ 微克	199	194
铁 / 毫克	1.7	2.3
钙 / 毫克	34	55
镁 / 毫克	5	11
核黄素 / 毫克	0.19	0.32

那么鸡蛋究竟怎么吃才更利于减肥呢？鸡蛋的吃法多种多样，就营养的消化吸收率来讲，煮蛋为 100%，炒蛋为 97%，嫩炸为 98%，老炸为 81.1%，开水、牛奶冲蛋为 92.5%，生吃为 30%~50%。因此，煮鸡蛋是最佳的吃法，保证了其营养物质不被丢失，而且还对减肥很有帮助；但要注意细嚼慢咽，否则会影响消化和吸收。不同煮沸时间的鸡蛋，在人体内的消化时间是有差异的。"3 分钟鸡蛋"是微熟鸡蛋，最容易消化，约需 1 小时 30 分钟；"5 分钟鸡蛋"是半熟鸡蛋，在人体内的消化时间约为 2 小时；煮沸时间过长的鸡蛋，人体内的消化时间长达 3 小时 15 分。"5 分钟鸡蛋"不仅软嫩、蛋香味浓，而且有益人体营养。美国医学界曾发表研究报道，24 名成

人每日吃 2 个半熟蛋，6 周后血脂水平并没有上升，对人体有益的胆固醇［高密度脂蛋白（HDI）］水平反而增加 10%。早餐吃鸡蛋，更有利于避免人们暴饮暴食。《中国居民膳食指南（2016）》推荐成人每天进食 1 个鸡蛋，即 40~50 克，在均衡营养的同时，更利于减肥成功。

19　奶类让减肥事半功倍

说到奶制品，人们首先想到牛奶。奶制品在现代人们的生活中已成为不可或缺的营养必需品，众多广告里美其名曰"能长高、长结实"，似乎在众人眼中，牛奶就是多多的能量。那么正在减肥的人是否就只能对牛奶敬而远之？其实不然，喝牛奶不但不影响减肥，还可以让减肥事半功倍！

牛奶是古老的天然饮料之一，被誉为"白色血液"，不仅是美白养颜佳品，更是瘦身美体的良方。长期食用奶制品不仅不会使人发胖，反而有助于保持体形。牛奶中的蛋白质主要是酪蛋白、白蛋白、球蛋白、乳蛋白等，所含的 20 多种氨基酸中有人体必需的 8 种氨基酸，消化率高达 98%。牛奶中的酪蛋白是增加肌肉不可或缺的蛋白质，可有效合成肌肉。牛奶还含有各种维生素、矿物质，特别是含有丰富的钙元素，能帮助人体燃烧脂肪，促进机体产生更多能降解脂肪的酶。乳制品中的钙和乳清蛋白可帮助燃烧多余的脂肪。而身体缺钙时，会释放钙三醇，指示机体增加脂肪储备，并减缓脂肪的燃烧。足量的钙可抑制钙三醇释放，降低脂肪储备。乳清蛋白是牛奶中的天然蛋白质，大约占牛奶总蛋白质含量的20%，在母乳中占80%，可在促进肌肉的构建过程中消耗脂肪。牛奶在胃里的排空速度缓慢，会产生饱腹感，有助于降低食量（图19-1）。

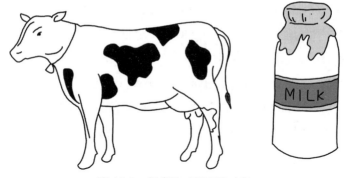

图 19-1　奶类让减肥事半功倍

那么，牛奶究竟怎么选、喝多少更利于减肥呢？每天摄入300克的乳制品有益健康。牛奶含钙，可增强骨骼；含钾，可减少中风的危险；含卵磷脂，可提高工作效率；含维生素B，能提高视力。以下重点介绍4种奶类。①低脂牛奶，减少了脂肪的摄入量而增加了蛋白质的摄入量,但是脱脂奶在脱脂的同时,把其中的脂溶性维生素(维生素 A、维生素 D、维生素 E 和维生素 K)也脱去了,长期喝可能会导致营养不良。低脂牛奶的脂肪含量是新鲜普通牛奶的50% 左右,如果一定要喝脱脂牛奶的话,记得购买含维生素 A 和维生素 D 强化的脱脂牛奶。②高钙奶,其实是在牛奶中增加了额外的钙质。但牛奶本身的含钙量就很丰富,额外添加的这部分钙质并不会造成很大的差异。同时,大多数高钙奶中添加的都是碳酸钙,在人体内的吸收效果并不理想。牛奶被视为钙质的最佳来源之一,是因为其中的钙与磷呈现了钙质最易吸收的比例。如果在牛奶中加入了过多的钙质,容易导致钙、磷比例不平衡。③果味奶,其实是以水为基础,加入牛奶或乳制品,以及糖或甜味剂等食品添加剂调制而成的饮料。它们只是饮料而已,没有牛奶的营养,还不利于减肥。④羊奶,近年来风靡一时。羊奶的脂肪含量比牛奶稍高,而胆固醇含量略低。不过食源性胆固醇并未被科学实验证明会对人体产生负面作用,所以胆固醇并不是一种需要刻意减少的成分,大可不必因为减肥而改喝羊奶(表 19-1)。

表 19-1 牛奶、羊奶的营养素对比表(100 克)

食物	热量 / 千卡	脂肪 / 克	胆固醇 / 克	蛋白质 / 克	钙 / 毫克
全脂牛奶	255	3.3	14	3.2	119
脱脂牛奶	125	0.5	10	2.9	110
羊奶	228	4.1	11	3.5	134

喝牛奶应注意时间及方式。晨间不宜空腹喝奶,因为人体空腹时胃肠蠕动快,牛奶中的营养物质往往来不及被吸收就匆匆进入大肠,反而不利于消化和吸收。所以喝牛奶前最好先吃些麦制面包或鸡蛋等,更利于身体健康。科学研究发现,人体中钙代谢有个特殊规律:晚间尤其是午夜,血浆钙含量会出现低谷,促使机体通过调节机制来补充。所以临睡前喝奶,可补充人体夜间对钙的需求。牛奶会保护胃黏膜,抑制胃酸分泌,能有效减轻饥饿感,并且温牛奶更利于健康。牛奶消毒的温度要求并不高,70℃时用 3 分钟,60℃时用 6 分钟即可。如果煮沸,温度达到 100℃,牛奶中的乳糖就会出现焦化现象,而焦糖容易致癌。并且煮牛奶时不宜加糖,牛奶和糖同时煮会生成一种有毒物质——果糖基赖氨酸,而且由于糖的热量过高,牛奶加糖对减肥不利。牛奶应小口饮用,大口饮用时,牛奶会与胃酸直接接触,形成酸性蛋白质凝块,可能会对肠胃虚弱的人造

成腹泻和腹胀。慢慢饮用有利于唾液与牛奶进行中和，帮助人体对营养物质的消化和吸收。牛奶含有大量人体必需的营养素，在正确的时间用正确的方式喝奶，有助于充分吸收、消化，促进新陈代谢而利于减肥。

20 酸奶，减肥的好帮手

酸奶是以新鲜的牛奶为原料，经过巴氏杀菌后再向牛奶中添加有益菌，经发酵后再冷却灌装的一种牛奶制品。酸奶不但保留了牛奶的所有优点，而且经加工过程还扬长避短，成为更加适合于人类的营养保健品。酸奶能使我们的肠道通畅，清除肠道中堆积的垃圾；酸奶能够提供钙质，也可以增加蛋白质的含量，促进肌肉的生成，从而有利于减肥（图 20-1）。

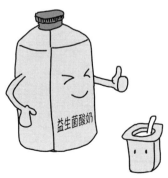

图 20-1　酸奶，减肥的好帮手

酸奶含有丰富的蛋白质和活性乳酸菌,确实好处多多。①有些人对鲜奶中的乳糖过敏,而新鲜的酸奶中存在活性乳糖酶,能促进乳糖的分解,防止发生乳糖不耐受症。②酸奶具有美容的作用。因为酸奶含有丰富的钙,更易于消化和吸收,利用率高,常饮酸奶能够润肤、明目、固齿、健发。③酸奶中还有多种维生素,其中维生素 A 和维生素 B$_2$ 都有益于眼睛。④酸奶保留了原奶的所有营养成分,还可以调节肠道内的菌群,增加益生菌类,促进消化与吸收,从而促进胃肠蠕动,疏通肠道,缓解便秘,清除肠道中堆积的垃圾,抑制有害物质在肠道内产生和积累,因而能促进体内废弃物排出,防止细胞老化,使皮肤白皙而美丽。另外,酸奶由纯牛奶发酵而成,含有多种营养物质,热量不高且饱腹感强,特别利于减肥人群(表 20-1)。

表 20-1　酸奶的营养素成分(100 克)

营养素	含量/克	营养素	含量/毫克	营养素	含量/毫克
蛋白质	2.5	维生素 C	1	钾	150
脂肪	2.7	维生素 E	0.12	钠	39.8
碳水化合物	9.3	维生素 A	0.1	钙	118
热量	72 千卡	胆固醇	15	镁	12
视黄醇	26 微克	核黄素	0.15	磷	85

国际上多项研究发现,同样热量摄入情况下,酸奶比其他奶类更有利于预防肥胖和糖尿病。但市场上的酸奶五花八门,究竟哪种酸奶才更适合减肥呢?酸奶是以新鲜的牛奶为原料,经过有益菌发酵后,再冷却、灌装的一种奶制品。而酸奶饮料、乳酸菌饮料等因为含有过多能量,并不适合减肥。而且酸奶本身含有一定的能量,100克酸奶的热量约为72千卡,即便是脱脂酸奶,热量也不低。饭后喝酸奶,就等于额外摄入这些能量。再者,常有人为了减肥,天天用酸奶代替主食,以增加饱腹感而不用吃饭。但是,喝过多的酸奶容易引起胃酸过多,影响胃黏膜及消化酶的分泌,甚至还会导致胃溃疡、胃食管反流,所以长期空腹、大量饮用酸奶是不可取的,最好在饭后2小时再喝。空腹饮用酸奶,胃酸的浓度高,活的乳酸菌很难在胃液里存活,这样就降低了酸奶的保健功能。而饭后2小时饮用或睡前喝,胃肠中的环境最适合酪氨酸吸收,既能滋补保健、促进消化,又能促进排气和通便,促进新陈代谢,从而利于减肥。

酸奶虽然营养价值高,但也有注意事项。①腹泻或其他肠道疾病患者在肠道损伤后最好不要喝酸奶。②1岁以下的小宝宝也不适合喝酸奶。③酸奶不可以加热喝,因为需要保持乳酸菌的活性。④酸奶不宜与药同服,氯霉素、红霉素等抗生素和磺胺类药物会杀死或破坏酸奶中的活性益生菌。因此,服用上述药物时,不宜同时喝酸奶,应隔2小时后再喝。⑤喝酸奶后一定要漱口。酸奶中含有大量的乳酸菌,饮用后会有少部分残留并寄生在口腔内,侵蚀牙体组织,甚至慢慢产生龋洞。所以,喝酸牛奶后,应立即用温开水、茶水或漱口液漱口。

每天一杯酸奶,充分吸收利用其营养价值,让好帮手帮助成功减肥!

21 水果减肥有讲究

近年来,水果减肥法颇为流行。五颜六色的水果让人垂涎三尺,因其甜美的口感、丰富的维生素而倍受欢迎。而用水果代替正餐中的一部分,可以轻松又愉快地减肥,因此深受人们喜爱。

水果的水分含量通常会达到90%左右,同时水果的脂肪含量通常在1%以下,甚至有的低达0.2%左右。绝大多数水果的主要热量来源是糖分,包括葡萄糖、果糖和蔗糖。然而,大部分水果的糖分含量也不算很高,一般在10%以内,只有葡萄、枣、香蕉等含量高一些。比如,苹果含糖量为8%~10%,100克苹果中的热量为52千卡。这个数值和牛奶差不多,比大米和白面(100克中的热量为350千卡左右)、饼干和蛋糕(100 克中的热量为 400~600 千卡)要低得多。水果还对脂肪肝、高血压、冠心病的预防有好处,因为水果能提供更多的钾、镁、维生素 C、果胶和多种抗氧化物质(表 21-1)。

表 21-1　常见水果的营养成分含量(100 克)

食物	能量 / 千卡	糖 / 克	蛋白质 / 克	脂肪 / 克	维 C / 毫克	钙 / 毫克	铁 / 毫克	钾 / 毫克	膳食纤维 / 克
苹果	65	14	0.4	0.5	6.0	12	0.6	3.1	0.3
梨	58	14	0.1	0.1	5.6	5	0.2	118	2.2
桃	48	11	0.8	0.1	6.0	8	0.8	151	0.6
桔子	55	12	1.0	0.3	42	60	1.0	138	1.7
葡萄	50	11	0.6	0.5	6.7	15	0.2	135	1.6
香蕉	99	23	1.3	0.2	11	8	0.3	325	0.6
芒果	31	7	1.6	0.2	27	206	4.3	145	1.3

吃水果能在短时间内产生减重的效果,特别是高纤维水果,可以让身体新陈代谢的速度变快,高纤维水果内丰富的纤维素可带走身体内的油脂,且防止便秘,促进肠道蠕动,进而达到减肥的目的。实验证明,现在很多水果为负热量食物,即消化它们所需的热量比它们自身实际所含的热量还要多。换句话说,身体需要更多的热量来提取这些食物中的热

量。以下重点介绍4种常见的水果。①苹果。因为苹果热量较低,同时含有多种氨基酸、维生素和矿物质,以及有机酸和丰富的膳食纤维,膳食纤维可以降低心脏病的发病风险,还可以增加饱腹感,从而利于减肥。②木瓜。木瓜含木瓜酵素,这些木瓜酵素不仅可分解蛋白质、糖类,更可分解脂肪从而去除赘肉;而且其富含果胶及食物纤维,营养很全面,经常被减肥者当作减肥的首选水果。③香蕉。香蕉中钾元素的含量很高,对人的心脏和肌肉功能很有好处;因其富含膳食纤维,利于通便、促进新陈代谢而利于减肥瘦身。④西柚。这种排毒养颜的食物含有丰富的果胶成分,可降低低密度脂蛋白胆固醇的含量,但由于其中酸类物质含量较多,因此最好在饭后食用,尤其是早饭后,可以迅速使大脑清醒。当然,还有橙子、梨、枣、菠萝、猕猴桃等都是营养丰富又利于减肥的佳品(图21-1)。

关于水果减肥真的是众说纷纭,更有说法如"1个西瓜等于3碗饭"。一般的西瓜,按10斤一个计算,含有3 500克(7斤)左右的瓜瓤,其含糖量约8%,3 500克瓜瓤便含有280克碳水化合物。1碗白米饭即100克大米,约含有75克碳水化合物。按这样计算,1个10斤的薄皮西瓜确实相当于4碗米饭。因此,不宜把西瓜当正餐,也不宜把西瓜当夜

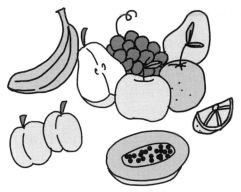

图 21-1 吃对水果,轻松减肥

宵。如果只把水果作为唯一的食物类别,即便不限量,也会把热量降低到日常正常进餐时的六成以下,其中包括因为脂肪和蛋白质分解、水分排出所带来的体重下降。蛋白质在体内与大量水分结合而存在,因此只要损失体内的蛋白质,就会带来几倍的体重下降。而长期吃水果餐或者其他食物大幅度减量,可能导致营养不良。如果用水果完全替代主食,会造成一天当中的蛋白质摄入量大大下降,长期而言会引起身体蛋白质的流失,代谢率下降,最终导致恢复正常进食则体重反弹、不恢复正常进食则水肿的悲剧结果。减肥人士可以适量吃水果,却最好不要喝果汁。因为完整的水果通常体积大、维生素多、饱腹感强,食用需要消耗的时间更长,可以避免进食过量。

要利用水果来帮助减肥,比较合理的方式是餐前先吃些水果提升血糖水平,预防过度饥饿,降低用餐的急迫感,这样容易控制食量。然后减少正餐主食,同时正常吃富含蛋白质的食物。也可以只在某一餐用水果替代正餐主食,但要适当补充奶类、蛋类或豆制品,以保证每一餐都有蛋白质的充足供应。吃对水果,减肥将更轻松。

22 蔬菜减肥,你值得拥有

蔬菜自古以来就是人们每日必须进食的食物,蔬菜中含有大量水分,通常为 70%~90%,此外便是数量很少的蛋白质、脂肪、糖类、维生素、无机盐及丰富的纤维素。判断蔬菜营养价值的高低,主要是看其维生素 B、维生素 C、胡萝卜素的含量。根据科学分析,颜色越深的蔬菜,所含的维生素 B、维生素 C 和胡萝卜素越多。绿色蔬菜被营养学家列为甲类蔬菜,主要有菠菜、油菜、卷心菜、香菜、小白菜、空心菜、雪里蕻等。这类蔬菜富含维生素 B_1、维生素 B_2、维生素 C、胡萝卜素及多种无机盐等,营养价值较高。因此,蔬菜作为减肥食物,真是太值得拥有了(图 22-1)。

蔬菜中含有纤维素、半纤维素和果胶等不能被人体消化酶水解的部分,可阻止或减少胆固醇的吸

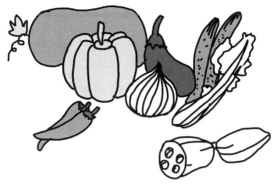

图 22-1　蔬菜减肥,值得拥有

收。所以多吃新鲜蔬菜有利于防治动脉粥样硬化症。不仅如此,胡萝卜中含胡萝卜素较多,每 100 克胡萝卜中,约含蛋白质 0.6 克,脂肪 0.3 克,糖 7.6~8.3 克,铁 0.6 毫克,维生素 A(胡萝卜素)1.35~ 17.25 毫克,维生素 B_1 0.02~0.04 毫克,维生素 B_2 0.04~ 0.05 毫克,维生素 C 12 毫克,热量 150.7 千焦,另含果胶、淀粉、无机盐和多种氨基酸。各类品种中尤以深橘红色胡萝卜素含量最高,各种胡萝卜所含能量在 79.5~1 339.8 千焦之间,并且还含有可预防癌症的木质素及能降压的琥珀酸钾盐;紫色茄子中含维生素 D 较多;辣椒、柿子椒中含维生素 C 和胡萝卜素也较多。蔬菜中含有丰富的无机盐,如钙、钾、镁、钠等,这些无机盐在体内最后的代谢物为碱性。常吃蔬菜还能补钙并预防龋齿,因为蔬菜含有 70%~90%

的水分和丰富的纤维素,咀嚼时可稀释糖分,改善口腔环境,从而抑制细菌生长。总体而言,蔬菜对维持酸碱平衡和促进新陈代谢至关重要。

　　由于多数蔬菜中食物纤维含量高,可防止便秘,也可预防大肠癌,更因为其热量低而被称为减肥必备品。蔬菜主要分为茎叶类、根茎类及瓜果类。茎叶类主要有:①白菜,性凉味甘,所含营养成分除糖、蛋白质外,还有维生素 B、维生素 C、胡萝卜素,以及钙、磷、铁、锌等矿物质,是减肥的最佳绿叶蔬菜。②芹菜,有旱芹和水芹 2 种,性凉味甘微苦,含蛋白质、胡萝卜素、维生素 A、维生素 B、维生素 C、维生素 P 及多种氨基酸、矿物质等,有降脂、降压、软化血管的作用,对肥胖症、冠心病、糖尿病等有辅助效果。③韭菜,性温味辛,在胃肠道吸水后迅速膨胀,不但能在增进饱腹感,减少食量,还能润肠通便,排出体内过剩的营养物质,对减肥有不可忽视的作用。茎叶类蔬菜还包括油菜、花菜、空心菜等,其所含热量极低,不利于脂肪形成,也是理想的减肥蔬菜。根茎类有:①萝卜,每 100 克白萝卜所含热量为 6 千卡,是根茎类蔬菜中热量最低的。另外,胡萝卜所含的芥子油能促进脂肪的消耗和利用,直接达到减肥的目的,是效果不错的减肥蔬菜之一。②莴苣,属于粗纤维类蔬菜,且含热量极低,有利于减肥。③洋葱,也是辛温之品,可用于防治肥胖症、高血压、糖尿病等。瓜果类有：①冬瓜,性寒味甘,具有化痰除湿、利尿消肿、清泻胃火、降脂减肥之功效。②黄瓜,性凉味甘,容易产生饱腹感,且所含丙醇二酸能抑制糖转化为脂肪,所以是较好的减肥蔬菜之一。③辣椒,性热味辛,以辣椒为主要成分的调味料能促进脂肪分解,加快新陈代谢,除湿排水,防止脂肪在体内堆积,被奉为减肥上品。④西红柿,性寒味甘,其维生素 C 的含量与辣椒一样,居蔬菜、水果之首,因其热量低、糖分少,称为减肥佳品。此外,还有茄子、西蓝花、丝瓜、苦瓜、竹笋、香菇等都非常利于减肥(表 22-1)。

表 22-1　常见蔬菜的营养成分(100 克)

食物	能量/千卡	蛋白质/克	脂肪/克	膳食纤维/克	碳水化合物/克
白菜	15	1.5	0.3	1.1	3.0
菠菜	24	2.6	0.3	1.7	2.0
西红柿	19	0.9	0.2	0.5	2.2
白萝卜	26	1.2	0.1	7.7	6.0
芹菜	20	1.2	0.2	1.2	2.0
黄瓜	15	0.8	0.2	2.4	2.4
冬瓜	11	0.4	0.2	0.7	1.9
茄子	21	1.1	0.2	1.3	3.6
洋葱	39	1.1	0.2	0.9	8.1
辣椒	23	1.4	0.3	2.1	2.6

蔬菜含有丰富的矿物质、无机盐,更含有丰富的纤维素,能刺激胃液分泌和肠道蠕动,有助于人体对食物的消化和吸收,促进代谢和废物排出,并防止便秘。食用蔬菜以气蒸和水焯烹调为宜,能更好地保证营养不被破坏,促进肠道蠕动,从而达到排毒、减重的目的。但这种方法久而久之容易造成机体能量摄入不足、基础代谢率下降,因此还应均衡膳食,补充其他方面的营养。《中国居民膳食指南(2016)》建议人们每天进食蔬菜 400~500 克为宜。

23 吃对坚果,同样减肥

坚果又称壳果,是外边包裹有坚硬外壳果仁的一种统称。植物的干种子在商业上常与坚果放在一起,通常分成两个亚类:树坚果和植物种子。多为植物种子的子叶或胚乳,营养价值很高。中国消费者现代的生活方式以及对健康饮食的意识正为坚果零食行业带来全新机会,即天然或方便的坚果产品将越来越受消费者欢迎。美国《时代》杂志曾评选它为现代人的十大营养食物之一。都说坚果好,其美味又营养、小小身材能量高,这让很多减肥的小伙伴不敢吃坚果,认为其脂肪含量高。其实坚果的脂肪大多属于不饱和脂肪酸,适量食用有助于降低体内胆固醇水平,有益于心血管健康。所以少量的坚果是不错的健康零食选择,吃对了同样减肥!

从《中国食物成分表》可知,坚果中除了含大量蛋白质、脂肪、碳水化合物,还含有维生素(维生素 B_1、维生素 B_2、维生素 B_6、维生素 E 等)、微量元素(磷、钙、锌、铁)、膳食纤维、人体的必需脂肪酸等。坚果可以帮助人体清除自由基,有助于改善血糖和胰岛素的平衡,还能降低心脏性猝死风险。坚果更有调节血脂的功效,北京大学的一项实验证明,受试者在服用大杏仁后血清总胆固醇和载脂蛋白 B 水平明显下降,载脂蛋白 A1 水平明显升高,说明富含单不饱和脂肪酸的杏仁对高脂血症患者的血脂和载脂蛋白水平有良好的调节作用。此外,坚果类食物中含有大量的不饱和脂肪酸,以及 15%~20% 的优质蛋白质和十几种重要的氨基酸。

坚果一般分为 2 类:一是树坚果,包括杏仁、腰果、榛子、核桃、松子、板栗、白果(银杏)、开心果、夏威夷果等;二是种子,包括花生、葵花子、南瓜子、西瓜子等。以下重点介绍 6 种常食坚果。①核桃,磷脂成分能增加细胞的活性,它含有的多不饱和脂肪酸可降低胆固醇水平。此外,核桃仁所含的钙、镁、胡萝卜素及多种维生素对习惯性便秘者也有一定的疗效。②松子,味甘性温,具有强阳补骨、润肺止咳、润肠通便等作用。松子仁中的脂肪成分是油酸、亚油酸等不饱和脂肪酸,具有润肠通便、排出体内多余废物、防治动脉硬化的作用。③杏仁,富含纤维素,研究认为纤维素有助于降低血液中的胆固醇含量,一把杏仁含有与一个橙子或苹果等量的纤维素。杏仁还含有极其丰富的植物化学元素,研究表明这些元素有助于减少患癌症、心脏病和其他慢性疾病的危险。④腰果,矿物质含量极其丰富,其中的锌、镁、铁、铜都是人体必不可少的营养成分。它含有丰富的油脂,可以润肠通便、润肤美容、延缓衰老。腰果中富含矿物质和脂溶性维生素,有非常好的软化血管、去除血液凝结的作用,对预防心血管疾病有促进作用,是营养非常丰富的坚果之一。⑤开心果,每天吃28克(49颗左右)的开心果,热量在160卡左右,不仅不用担心发胖,还有助于控制体重。这是因为吃饱的感觉通常需要20分钟,吃开心果可以通过剥壳延长食用时间,让人产生饱腹感和满足感。开心果还可以预防便秘,有助于机体排出毒素,从而帮助减少食量和控制体重。⑥南瓜子,世界公认的天然杀虫食物,对人体内的血吸虫、绦虫、钩虫等幼虫有很强的杀灭作用,对保持人体健康和体内循环代谢非常重要。同时南瓜子具有南瓜天然的降血压、降血脂的成分,对于"三高"(即高血压、高血脂、高血糖)的肥胖人群和有心血管疾病的人群来说,是非常适合食用的坚果。此外还有花生、夏威夷果、巴西坚果等都是不错的选择(图 23-1)。

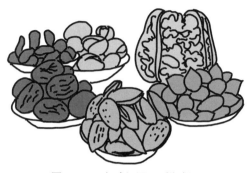

图 23-1 吃对坚果,同样减肥

坚果确实营养丰富,不过热量也着实不低(表 23-1),应尽量控制量,正常情况下每日坚果的摄入量为 10~20 克;食用不经过加工的天然原味坚果,谨防隐性糖、盐的摄入;选用正规合格的坚果产品,否则有感染致癌剧毒黄曲霉毒素的可能;3 岁以内的宝宝慎用坚果,易导致窒息。建议吃天然、不经过加工的花生和南瓜子,这样营养物质不会流失,也不容易发胖。人们每天坚果摄入食用宜在饭前 1 小时食用能有效降低食欲,减少主食热量。油脂含量高的坚果不适合胃肠功能不佳的人食用。《中国居民膳食指南(2016)》建议每天食用坚果的量不超过 15 克,食用时间尽量在上午 11 点或下午 15 点为最佳。

表 23-1 常见坚果的热量(100 克) 单位：千卡

坚果	热量	坚果	热量
瓜子	564	白果	355
榛子仁	542	杏仁	514
南瓜子	566	开心果仁	563
松子仁	698	花生仁	581
夏威夷果	719	核桃仁	627

24 想减肥,你吃对油了吗

开门七件事——柴、米、油、盐、酱、醋、茶。自古以来,食用油在膳食中都扮演着重要角色。但随着生活方式的转变,食用油与健康的关系也变得越来越密切。食用油是人体 4 种重要营养素的来源:能量、脂肪、必需脂肪酸、维生素 E。2012 年中国居民营养与健康状况监测,全国居民平均每日食用油摄入量达 42.1 克,这与人们日益肥胖有密不可分的关系。而正在减肥的你,吃对油了吗?

食用油不仅能让食物增香,更重要的在于它还是人体热量和必需脂肪酸的重要来源。从健康的角度,我们吃油要关注的是脂肪酸。脂肪酸包括饱和脂肪酸、单不饱和脂肪酸和多不饱和脂肪酸。饱和脂肪酸的主要作用是为人体提供能量,如同汽车加油,含饱和脂肪酸较多的食用油主要为动物油,如猪油、牛油等。单不饱和脂肪酸可以降低坏的胆固醇(低密度脂蛋白胆固醇)和甘油三酯的水平,而且不会降低好的胆固醇(高密度脂蛋白胆固醇)的水平,如同血管中的润滑剂,从而降低冠心病的发病风险。多不饱和脂肪酸包括 2 种人体必需脂肪酸——ω-6 脂肪酸和 ω-3 脂肪酸,其中包括的二十二碳六烯酸(DHA)也被称为人体脑黄金。多不饱和脂肪酸可以促进大脑发育,调理血脂,抑制动脉粥样硬化的形成和发展。动物油的胆固醇含量是植物油的 10~25 倍,其中饱和脂肪酸含量也是植物油的 4~6 倍,动物油中的反式脂肪每增加 2%,心脏发病风险将增加 23%！因此如果是减肥人士,更推荐食用植物油(表 24-1)。

植物油脂是由脂肪酸和甘油化合而成的天然高分子化合物,广泛分布于自然界中。按性状植物油脂可分为油和脂两类。通常把常温下为液体的称为油,固体和半固体者称为脂。植物油脂主要含有维生素 E、维生素 K、钙、铁、磷、钾等矿物质及脂肪酸等。植物油脂是人类的重要营养来源,不过如果食用过量一样容易发胖。我们日常烹调用的植物油

表 24-1 常用食用油的脂肪酸含量(100 克)　单位:%

食用油	饱和脂肪酸	不饱和脂肪酸			其他脂肪酸
		油酸	亚油酸	α-亚麻酸	
橄榄油	10	80	8	2.0	—
花生油	19	41	38	0.4	1
豆油	16	22	52	7.0	3
菜籽油	13	20	16	9.0	42
葵花籽油	14	19	63	5.0	—
茶油	10	79	10	1.0	1
棉籽油	24	25	44	0.4	3
芝麻油	15	38	46	0.3	1
棕榈油	42	44	12	—	—
猪油	43	44	9	—	3
牛油	62	29	2	1	7

大体可分成 5 类(图 24-1)。①大豆油、玉米油、葵花籽油、小麦胚芽油、红花油等,以及果仁油中的西瓜子油和榛子油。其特征是多不饱和脂肪酸含量特别高,亚油酸丰富,饱和脂肪酸非常少;低温不凝固,耐热性较差。②花生油、米糠油、芝麻油、低芥酸菜籽油(如芥花油)等,以及杏仁油和南瓜子油。这类油中脂肪酸比较平衡,单不饱和脂肪酸最丰富,冷藏

会浑浊,耐热性较好。③橄榄油和茶籽油,单不饱和脂肪酸特别多,油酸丰富,冷藏不凝固,耐热性较好。橄榄油中不饱和脂肪酸占 80% 以上,其中 70% 以上是单不饱和脂肪酸。④亚麻籽油、紫苏籽油、核桃油、松子油等,其不饱和脂肪酸含量特别高,还含有特殊的脂肪酸,价格高昂。⑤棕榈油、人造奶油(植物奶油)等,其中的饱和脂肪酸相当多,稍凉后会凝固,耐热性最好。

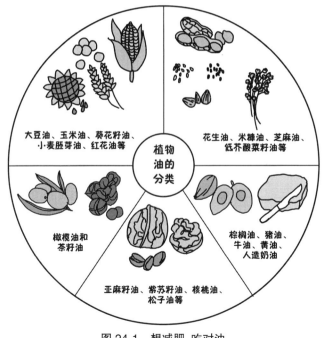

大豆油、玉米油、葵花籽油、小麦胚芽油、红花油等

花生油、米糠油、芝麻油、低芥酸菜籽油等

植物油的分类

橄榄油和茶籽油

棕榈油、猪油、牛油、菁油、人造奶油

亚麻籽油、紫苏籽油、核桃油、松子油等

图 24-1 想减肥,吃对油

那么食用油究竟怎么吃才健康呢？每种食用油的营养成分不一样，所以我们需要做到经常更换烹调油的种类。比较理想的方式是，用不同耐热性的油脂做不同的菜肴，这样无须特别调和，自然而然地实现了不同油脂的配合。另外，常吃豆制品或沿海鱼类摄入量丰富的居民，可以换成花生油、橄榄油等；西北内陆或猪牛羊肉摄入较多的居民，可以选择富含多不饱和脂肪酸的大豆油、玉米油、葵花籽油等。选油应注意：①并不是越贵越好，而应注意闻香味，香浓的油更纯正，营养更全面。②查看生产工艺，物理压榨油生产全程不添加任何化学物质，产品纯净不受污染，并且营养成分保留得更多，更安全、健康。③注意是否选用非转基因原料，是否保留天然抗氧化成分等。

《中国居民膳食指南（2016）》推荐，不同的植物油在营养上各有特点，能够补充人体所需的不同脂肪酸，没有任何单一油种可以完全满足人体的所有需求；每天烹调油摄入量应不超过 25 克，由脂肪提供的能量占总能量的 30% 以下。

25 减肥当控盐

生活中离不开盐，适量食用盐是为了调节体内水分、维持酸碱平衡、维持血压正常、增强神经肌肉兴奋性。盐是指含有铁、钙、锌、钾、钠、碘等成分的营养物质,我们吃的食盐只是盐类的一种,是含有钠的盐。目前在我国,居民食盐摄入量总体偏高。高钠调味品是控盐的重点。要把人们传统吃咸的习惯一下子改变过来确实相当困难,尤其是深受人们欢迎的精制吐司面包配花生酱、咸味饼干、关东煮、加工坚果、酱料(鸡精、辣椒酱、豆瓣酱、酱油、番茄酱)等,都是含盐量超高的食物。但如果长期摄入过多的盐,确实会危害健康,增加患肥胖和高血压的风险,所以日常一定要把控好盐的摄入量。

为什么减肥要控盐呢?①吃得越咸,食欲越好。这是因为盐刺激了大脑中多巴胺的分泌,多巴胺负责"快乐"的感觉,让你越吃越多,越来越胖。②有的人属于水肿型肥胖,而水肿的主要形成原因之一就是吃了太多盐。盐中含有丰富的钠,钠会改变人体细胞内的渗透压,导致细胞内部的液体向外渗漏而又排不出去,因此造成身体水肿。③有英国科学家提出:饮食中盐的摄入量是钙排出量的主要决定因素。即盐的摄入量越多,尿中钙的排出量越多,钙的吸收也越差。缺钙的人不仅骨质脆弱,而且还会发胖。④研究表明,过量的盐能促进胰岛素的分泌。而胰岛素超出标准会使身体默认目前能量储备不足,造成的结果就是身体在胰岛素的刺激下转为"过冬"状态,将更多的糖转化为脂肪存储起来,只入不出的情况下,体重可想而知。⑤长期吃过量的盐,体内聚集很多钠离子,就会锁住水分,造成水钠潴留性肥胖,并加重心脏和肾脏负担,引起高血压和心脑血管疾病,不单单会影响体形,还会对身体有害。所以减肥时适当减少盐的摄入量还能帮助防治高血压,减少心脑血管病的发生,同时使体重有所下降,达到减肥和健美的目的(图25-1)。

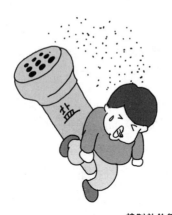

控制盐的使用

图25-1　减肥当控盐

那么减肥人士应该怎样去控盐呢? 难道多余的盐不能通过代谢排出去吗? 其实控盐有妙招:①巧用食物本来的风味,即使少放点盐也不会食之无味。还有一类食物在不同的烹饪方式中可以代替盐作为调味料,比如香菜、芹菜、红萝卜,不论是用于凉拌,还是做汤,或者是炒菜,都能提升整盘食物的美味度。②搭配香辛料,常用的香辛料有姜、葱、蒜、青椒、红椒等,这些香辛料中的钠含量远远低于食盐,但做出来的滋味与添加了食盐的食物不相上下。用香辛料代替食盐是很健康的吃法。③控制酱油的用量。已经有研究证明,每20毫升的酱油中就包含约3克盐,做菜时大量使用酱油,盐分也超标了。在烹调菜肴,尤其是肉类食物时,如果放了盐,那就少放酱油,如果依靠酱油入味,那就不放盐。④用酸味代替咸味。试验证明,1%~2%的食盐溶液中即使只加0.01%的醋酸,也能感觉到咸味增强。⑤改变烹饪方式。多用蒸、焖、煮的方式代替炸、煎、煸;在菜快出锅时再加盐,能有效减少食盐用量。⑥替换调味品,使用天然调味料可以减少对盐的依赖。⑦多吃含钾食物排盐。摄入高钾食物能减少高盐食物对身体的危害,而蔬果是钾元素的最好来源。

《中国居民膳食指南(2016)》建议,每天食盐摄入量不超过6克。世界卫生组织建议每人每天食盐的摄入量控制在5克以内,但鉴于中国人的用盐习惯和实际情况,中国营养学会推荐每人每天食盐摄入量不超过6克,差不多相当于一个啤酒瓶盖的量。可以的话,最好买一个计量器放在厨房中,能较精准地控制用盐量。虽然不能立刻从重口味变得清淡,但是一步步降低盐的用量直到符合标准,尽量不吃或少吃高盐食物(表25-1),在减重方面必然有所收获!

表 25-1 常见高盐食物的食盐含量

食物	食盐含量/克	占每日可食盐比例/%	食物	食盐含量/克	占每日可食盐比例/%
1 块腐乳	5.0	83	1 勺酱油	5.0	36
1 袋榨菜	4.7	79	1 袋饼干	1.9	31
1 根火腿	3.6	60	1 袋串烧	1.7	28
10 颗话梅	3.4	56	1 把瓜子	1.4	23
100 克挂面	3.0	50	1 袋锅巴	1.3	21
1 个咸蛋	2.5	42	1 包薯片	1.2	20
1 勺鸡精	2.5	42	2 片面包	1.1	18

注:每日可食盐按 6 克计算。

26 糖类,减肥大敌

　　糖类在生命活动过程中起着重要的作用,是一切生命体维持生命活动所需能量的主要来源。植物中最重要的糖是淀粉和纤维素,动物细胞中最重要的多糖是糖原。对于每个减肥的小伙伴来说,糖的存在比脂肪更加可怕,它既可以"亮明身份",又可以"完美隐形"。过多摄入糖类还会刺激胰岛素分泌增加,由于胰岛素本身属于合成代谢激素,因此会促进糖类合成脂肪。所以,糖类可谓"减肥大敌"(图 26-1)。

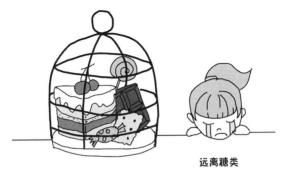

远离糖类

图 26-1 糖类,减肥大敌

糖类分为天然存在的糖和人为添加的糖。天然存在的糖主要存在于主食、水果蔬菜和乳制品中,也就是食物原材料本身所含有的糖(淀粉、果糖等)。人为添加的糖包括做饭时加入的糖,以及买回来的饮料和糕点在生产过程中加入的糖(红糖、白糖、砂糖、冰糖、蜂蜜等)。天然存在的糖主要分为葡萄糖、蔗糖、麦芽糖、白砂糖等。而人为添加的糖,主要由天然甜味剂、糖醇、人造甜味剂组成,其中,天然甜味剂包括索马甜(非洲竹竿甜素)、甜菊糖、莫内林、叶甘素及罗汉果甜苷等；糖醇包括木糖醇、麦芽糖醇、乳糖醇、甘露醇等；人造甜味剂包括糖精、阿斯巴甜、纽甜等。对于天然存在的糖，我们应做到适量摄入；而人为添加的糖是我们需要尽量避免的。因为如果持续高血糖状态，同时合并超重，体重控制会变得更加困难，可能罹患糖尿病、心血管疾病和脑卒中。

市场上的糖类品种繁多，以下重点介绍4种。①红糖，是甘蔗经过榨汁后，经过初步的精炼提纯，甚至不经过精炼提纯，而直接干燥后得到的糖。红糖的主要成分是蔗糖，也含有少量的果糖和葡萄糖。红糖的含糖总量为96.6%。②白砂糖，是原糖汁经过精炼提纯和脱色而制成，去除了较多的"杂质"，因此含糖量更高。白砂糖的主要成分是蔗糖，查询食物营养成分表得知，白砂糖含糖量为99.9%。③冰糖，是白砂糖溶于水后，经过简单的结晶处理后得到的晶体状产物。所以冰糖的纯度也是比较高的，冰糖的含糖量为99.3%。④蜂蜜，是蜜蜂从植物的花中采得的花蜜，是天然的糖。其主要成分是果糖、葡萄糖和蔗糖，3种糖的含量和比例因季节和产地而异。蜂蜜的含糖总量为75.6%，水分占22%。糖类无论含糖量高或低，却都属于热量很高的食物（表26-1），因此建议减肥者尽量少吃糖。

表 26-1　糖类热量(100 克)　　　　单位：千卡

食物	热量	食物	热量
巧克力	586	绵白糖	396
芝麻糖	538	红糖	389
酥糖	436	冰糖	397
奶糖	407	泡泡糖	360

世界卫生组织新的指南建议,糖占每天总能量的比例应 ≤10%,并指出如果将该比例降为 ≤5% 还会给身体带来更多益处。对于体质指数(BMI)正常的成人,每天总能量摄入的 5% 相当于约 25 克糖(约 6 茶匙)。所以,很多人为了避免摄入糖分,刻意选择无糖、低糖食品。而实际上,所谓的"无糖食品"并不是不含任何糖类的食品。商家进行宣传的"无糖"概念也只是针对狭义上的蔗糖、果糖、乳糖等,并不代表其中没有葡萄糖、麦芽糖及能转化成它们的淀粉和其他碳水化合物。同时,国家颁布的《预包装食品营养标签管理通则》中也明确规定,声称"无糖"或"不含糖"的食品每 100 克中的糖不能超过 0.5 克。所以,无糖食品严格地说只能叫作"低糖食品"。所谓明"糖"易躲,暗"甜"难防。其实,生活中大量的糖都藏在"不甜"的加工食品中。例如酱料,1 汤匙调味番茄酱包含约 4 克糖(约 1 茶

匙),1罐加糖苏打水所含的糖高达40克(约10茶匙)。人们大爱的可乐每500毫升即含36克糖,即使是现在流行的"无糖可乐"也添加了甜味剂。甜味剂虽然不会参与血糖代谢,但可以刺激食欲,间接导致肥胖。美国德克萨斯州的一项针对400人的研究发现,人工甜味剂的摄入量与体重增加、腰臀比增加、空腹血糖的上升成正比。另外,生活中常见的速溶糊粉、酸味零食、提味菜肴、代糖食物都含有不少糖分。

要确定食物是否真的无糖,防止摄入热量过高,则应学会看配料表,还要看食物标签上的营养成分表,表格里明确地显示出食物所含有的热量,还有主要营养素的含量。根据《中国居民膳食指南(2016)》,每天的添加糖摄入量不应超过50克,减肥者最好控制在25克以下。

27 要戒烟,不要长胖

"吸烟有害健康"是众所周知的事实,但是有烟瘾的人总是为不愿戒烟绞尽脑汁想各种借口,其中"戒烟会长胖"就成了堂而皇之的理由。很多人戒烟后体重开始增加,确实有部分原因是尼古丁会提高身体的代谢率,当停止吸烟时,消耗的能量相对减少。然而,戒烟就一定会长胖吗?

全世界每年大约有 600 万人因为吸烟失去生命,中国的烟民数量为世界第一,约为 3 亿。烟草中含有 4 000 多种化学品,有 50 多种为已知可致癌物质。有调查显示,平均每吸 1 支烟,人的寿命就会缩短 11 分钟。因此戒烟已迫在眉睫。但是,有部分人在戒烟后体重增加。人们认为香烟中的焦油、尼古丁有助于热量快速燃烧,戒烟就会发胖,其实这是错误的认识。更主要的原因是戒烟之后,人们开始对食物的味觉和嗅觉变得更敏感,在戒烟的过程中常常需要借助于糖、零食作为替代品来转移对烟的需要,这样就会导致热量的大幅增加。

　　约 75% 的戒烟者最终没能成功戒烟,原因之一便是担心戒烟可能会使体重增加。请记住,戒烟带来的好处和体重的增加是不能相提并论的。想想看,心脏病、肝癌等疾病是不可逆转的,可体重的增加并不是。戒烟过程中信念最重要,需要充分认识到戒烟的好处。戒烟 8 小时,血—氧化碳水平降至正常,血氧水平恢复正常;戒烟 48 小时,神经末梢开始再生,嗅觉和味觉能力增强,行走变得轻松;戒烟 2 周至 3 个月,血液循环改善,肺功能增加 30%;戒烟 1~9 个月,咳嗽、鼻充血、疲劳、气喘减轻,呼吸道纤毛再生,清洁肺和降低感染的能力增强;戒烟

1年,冠心病的危险性降为吸烟者的一半;长远来说,此后脑卒中的概率会降低20%。

多数人认为戒烟会导致食欲大增,营养学专家表示香烟不能充饥,但吸烟和吃饭确有关联,其来源就是人体的"快乐化学物质"——多巴胺。当人体摄入适量的营养物质后,大脑就会释放多巴胺作为奖励,使人产生满足感和愉悦感。一项研究发现,香烟中的尼古丁同样会刺激大脑神经元分泌多巴胺,也会使人产生快感。戒烟后之所以会胖,是由于烟雾对身体的刺激消失,各个器官的状态逐渐转好,食欲和嗅觉都会恢复正常,人们戒烟后变得能吃了,实际上是通过食物摄入足够的营养以维持戒烟前大脑中多巴胺的分泌量,不致因戒烟而降低快乐的感受。戒烟后部分人身体发胖,是因为烟碱、尼古丁及毒品中的吗啡类本身具有抑制人体大脑饥饿中枢,使人在受用了这些依赖物质后,不易产生饥饿感,进食较少,体内摄入的热量就少,身体就不易发胖。当戒断烟瘾后最明显的变化是嘴馋,这就是戒烟后发胖的主要原因。戒烟后防止身体发胖最有效的方法是控制饮食,少摄入高热量食物,适度加强体育锻炼,可有效清除体内多余的热量。当戒烟者的身体调节适应了戒烟这种改变之后,就会恢复正常体重,身体各器官功能会达到平衡状态。

　　那么,戒烟者究竟怎么吃才能不长胖呢? 首先建议戒烟者适当改吃肉色嫩白的鸡肉、鸭肉、鹅肉、兔肉及鱼肉等,或是水生贝壳类动物肉。因为浅色肉中的脂肪很少,能最大限度地避免人体胆固醇水平的增高。与肉类搭配的水果和蔬菜都不能少,而且在戒烟阶段最好要多吃水果和蔬菜,一是因为水果和蔬菜脂肪含量少、不会长肉,二是可以在戒烟的过程中将水果和蔬菜作为健康的替代品。除了多吃水果、蔬菜,还要多喝水,别让胃空着,这样才能成功渡过戒烟期,从而避免长胖。其次需要选择正确的替代品。烟瘾来时,要立即做深呼吸活动,或咀嚼低热量的木糖醇口香糖,避免用零食代替香烟,否则容易长胖。刚开始戒烟时要坚决拒绝香烟的引诱,避免含有咖啡因的咖啡、茶或可乐饮料,因为咖啡因与尼古丁有密切的关系。最后则应增加运动。体育运动有助于提高情绪,冲淡烟瘾,能使人们紧张不安的神经镇静下来,并且会消耗热量,利于减肥。因此建议戒烟者在身体情况允许的情况下适度增加运动。如果觉得运动枯燥,可以选择几种运动轮流转换,坚持运动方能收获健康,在戒烟的同时不长胖(图 27-1)。

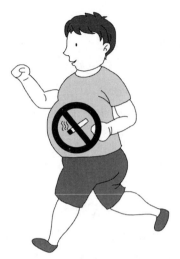

图 27-1　拒绝香烟,健康减肥

28 要减肥,远离酒

　　现代生活中,在逢年过节、亲朋聚会时,饮酒助兴已成为人们不可或缺的保留节目,而酒类与身体健康和生命安全密切相关。

　　我国传统的酒精饮料按酿制工艺划分,可分为发酵酒、蒸馏酒和配制酒;按商品大类划分,可分为白酒、黄酒、啤酒、葡萄酒等。酒精度数是指酒精的百分含量,若某种酒的酒精含量为 50%,则这种酒的度数即为 50 度。市场上的酒类主要有以下 4 种。①白酒,一般为 30~65 度,通常由谷物酿制而成,主要成分是酒精,故也被称为纯热量饮品。②黄酒,为我国特产,一般为12~20度,因其富含多种氨基酸和低分子糖,还含有脂类、有机酸、高级醇和多种维生素,故又被称为"液体蛋糕"。③葡萄酒,一般为10~15度,是通过特殊工序制成的,含有氨基酸、维生素、矿物质、葡萄糖、苹果酸、酒石酸等多种营养成分,对保护心脏、防止动脉硬化、预防肾结石、防癌抗癌等均有良好的作用。④啤酒,一般为3.5度。它富含氨基酸及维生素,有17种人体必需的氨基酸和10多种维生素,热量较高,酒精、碳水化合物、氨基酸等均属高热量成分,有"液体面包"的雅称。只是无论是哪种酒类,都是满满的热量,减肥人士都应该敬而远之(图28-1)。

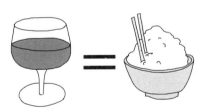

图28-1　瘦身期间,远离酒类

至于传说中的"睡前一杯红酒可以帮助减肥",来源于美国俄勒冈大学生物化学教授所做的一次实验,实验的目的是观察一种深紫色葡萄对老鼠肝部脂肪细胞的影响。实验分为三组:A组小白鼠每天吃的食物中含有 10% 的脂肪,B 组小白鼠吃的食物含有 60% 的脂肪,C 组小白鼠除了吃 60% 脂肪含量的食物之外,还添加了葡萄提取物,大概相当于一杯半葡萄酒的量。实验维持了 10 周,实验结束时,B、C 组的小白鼠一个个都胖成了球,并且伴有脂肪肝的倾向。但是通过测算,C 组小白鼠的脂肪肝程度轻于 B 组的小白鼠,血糖的平均水平也比 B 组的低。但是这个实验并不能证明红酒能减肥。甜型葡萄酒中的含糖量高达 80 克 / 升,而甘油是酒精在发酵过程中的副产品,酒精、糖和甘油是红酒中主要的热量来源。一杯红酒(150 毫升)有 120~150 千卡的热量,差不多相当于 330 毫升可乐的热量。每天一杯红酒,一个月摄入的热量能达到 3 600~4 500 千卡,相当于 1~1.5 斤脂肪,就算红酒再健康,大概也只能成为一个健康胖子了。

毫无疑问,过度饮酒真的会使人发胖,因为酒的原料是米、麦、薯等淀粉类,而淀粉类食物的营养素几乎都是糖类。如果大量饮酒,脂肪囤积的危险性就会大大增加。而且经常过度饮酒的人,因为酒精和脂肪酸都由肝脏负责进行代谢处理,过量的酒精会抑制脂肪酸分解,导致肝脏超负荷,长时间地过度饮酒容易引发酒精性脂肪肝。尤其是中国人喜欢喝的白酒其实热量很高,常见的二锅头热量为每 100

克 351 千卡。啤酒的热量虽然略低，为每 100 克 32 千卡，但有啤酒出现的场合往往就要大吃大喝。不管是宵夜、烧烤，还是配上花生之类的零食，都会造成热量超标（表 28-1）！过量饮酒酒精对人体的损伤不仅仅是一场宿醉，还会对细胞造成损伤，还可能导致癌症、心血管疾病、痛风等疾病。

如果你现在正在瘦身期间，最好任何酒类都不喝。因为每克酒精的热量有 7 千卡能量可被机体充分利用，远高于同质量的碳水化合物和蛋白质的能量。而且酒精中其他营养元素的含量几乎为 0，简直就是在喝满满的热量啊！根据《中国居民膳食指南（2016）》，成年男性每天酒精摄入量应控制在 25 克以内，相当于啤酒 750 毫升，或葡萄酒 250 毫升，或高度白酒 50 克，而成年女性则应控制在 15 克以下；不建议任何人出于预防疾病的考虑而饮酒。

表 28-1　常见酒类的热量（100 毫升）　　单位：千卡

酒类	热量	酒类	热量
52 度二锅头	351	12 度葡萄酒	72
40 度白兰地	240	10 度香槟	70
40 度威士忌	220	15 度清酒	39
40 度伏特加	200	12 度啤酒	32

29 喝对水,利减肥

水是生命之源,在人们的常识中,人体 70% 的成分是水。水在体内不仅构成身体成分,还具有重要的生理功能:①在细胞内构成介质。人体内所有的生化反应都依赖于水的存在。②将营养成分运输到组织,将代谢产物转移到血液进行再分配,将代谢废物排出体外。③水还是体温调节系统的主要组成部分。④润滑组织和关节等。水是整个机体维持平衡的重要成分,因此对人体至关重要。

然而,很多需要减肥的人却总以为喝水会导致长胖。其实不然,喝水导致长胖的这种观念是不对的,因为水本身并没有热量,看起来长胖只是因为身体水肿,人会胖是因为摄入的总能量多于人体每天消耗的能量。对于肥胖者来说,习惯性缺水可能导致口臭、易疲劳、皮肤干燥和头晕,更容易进一步导致肥胖。体内水分补充不足,不仅影响肾脏的代谢功能,而且会使血液浓缩及黏稠度增高,容易导致血栓形成,诱发脑血管及心血管疾病。水具有促进新陈代谢、帮助排便通畅、避免进食过量、净化血液等多种有益的作用,对于减肥和保持身体健康都有显著的功效。

而《中国水与生命质量认知调查报告》显示,

95.3%的人不会喝水,65.9%的人直到渴了才喝水,只有不到5%的人有定时定量规律饮水的好习惯。那么,到底怎样喝水才利于减肥呢? ①起床后,选择一杯温开水。白开水没有热量,不仅能有效补充体内的水分,还可以让血液迅速得到稀释,促进血液循环,让人更快地清醒,是绝大多数人的最佳选择。只有纯净的白开水,热量才是零。小心那些加味水、气泡水,它们都不是纯水,只要看看瓶身上的营养标识,就可以确定热量有多少。②水温应与体温相当。早起喝凉水会使胃肠黏膜突然遇冷,从而使原来开放的毛细血管收缩,引起胃肠不适,甚至腹泻。过烫的水也不推荐,因为温度高的水进入食管,易破坏食管黏膜,甚至增加食管癌风险。③减肥人士可以尝试饭前喝一小杯水以降低食欲,这样能增加饱腹感,减少食物摄入,同时还能加速新陈代谢。长时间坚持,胃口自然就小了,有助于减肥。④下午喝水有助于消肚腩。人们工作到下午会觉得有点饿,可是下午茶的热量甚至高过一顿午餐,假如自制力不够,不妨喝点花草茶来抑制食欲。花草的香味还能减低食欲,晚饭的时候就不会吃太多了。当然,不是水喝得越多就越健康,喝多了也可能引起"水中毒"。一天内喝足够的水,一般是2 000~3 000毫升,一次200毫升。如果本身就患有肾脏疾病或某些代谢性疾病,则应遵循医生指导,以免加重原有疾病。

此外,专家们建议,喝水应该"量出为入"。不要等到口渴时才喝水,当产生口渴的感觉时,身体其实已经处于轻微脱水状态了。减肥人士通常会做些运动,而运动后不宜立刻喝水,可以采用运动前饮水的方法,在运动前 1 小时补水 200~300 毫升。运动后补水也要采取少量多次的方法,每次饮水量一般不应超过 200 毫升,两次饮水至少间隔 15 分钟。另外饮水速度要慢,不可过猛。可以适当喝茶,绿茶和红茶提取物中含有一些有效成分,包括表儿茶素、酸酯和茶黄素等,能够减少食物脂肪的吸收,促进脂肪酸的氧化分解,抑制脂肪合成酶的活性,减少脂肪的合成(图 29-1)。

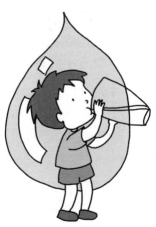

图 29-1　喝对水,利减肥

曾经有人倡导柠檬水更有利于排毒,从而促进身体健康。柠檬富含维生素 C,但柠檬水是酸性的,长期饮用容易腐蚀牙齿,从而引起牙齿敏感、牙髓炎等。而白开水不含热量,不用消化就能直接吸收、利用,能提高脏器中乳酸脱氢酶的活性,从而消除疲劳,焕发精神。白开水还能调节体温,促进体内代谢废物被清除到体外。因此,适合长期喝的健康水仍然首选白开水。喝水的重要性不言而喻,《中国居民膳食指南(2016)》建议一个成年人每天要喝 1 500~1 700 毫升水(7~8 杯)。坚持良好的喝水方式,喝对水,将更利于减肥(表 29-1)。

表 29-1　成人每日水平衡　　　　单位:毫升

来源	摄入量	排出途径	排出量
饮水或汤	1 200	肾脏(尿)	1 500
食物	1 000	皮肤(蒸发)	500
代谢水	300	肺(呼吸)	350
		肠道(粪便)	150
合计	2 500	合计	2 500

30 《中国居民膳食指南》与减肥

为适应居民营养健康的需要,我国于1989年首次发布了《中国居民膳食指南》,后又分别于1997年和2007年对《中国居民膳食指南》进行了两次修订。随着中国经济的飞速发展,部分富裕地区居民肥胖、糖尿病和心脑血管疾病也越来越普遍,国家卫生和计划生育委员会(现称国家卫生健康委员会)委托中国营养学会组织专家修订完成了《中国居民膳食指南(2016)》。该版指南对于中国居民尤其是减肥人士具有较大的参考价值。《中国居民膳食指南(2016)》推荐:食物多样,谷类为主;吃动平衡,健康体重;多吃蔬菜、奶类、大豆;适量吃鱼、禽、蛋、瘦肉;少盐少油,控糖限酒;杜绝浪费,兴新食尚(图30-1)。

人们总觉得吃得多、营养过剩才会胖,其实胖子更容易营养不良。因为胖子体形大,营养需求大,如

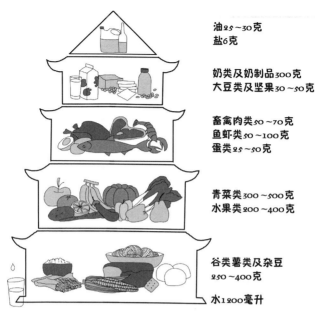

油25~30克
盐6克

奶类及奶制品300克
大豆类及坚果30~50克

畜禽肉类50~70克
鱼虾类50~100克
蛋类25~50克

青菜类300~500克
水果类200~400克

谷类薯类及杂豆
250~400克

水1200毫升

图30-1 健康饮食,轻松减肥

果饮食不注意,很容易就导致营养不良。而且胖子
的日常饮食习惯大多不健康,要么吃得多,要么偏爱
高热量食物。不健康的食物吃得再多也不能补充营
养,最好的例子就是垃圾食品,垃圾食品仅仅是热量
高,而其他营养物质少得可怜。常年这样吃,势必造
成热量过剩而营养不良。

　　既要减肥,又要保证营养充足,胖子们究竟应该
吃些什么呢?营养均衡是减肥的基础。五谷杂粮富
含膳食纤维,既能延长饱腹感,又能促进肠胃蠕动帮

助消化；它们还有一种叫作泛酸的成分，是脂肪代谢的重要成分，能帮助减肥。蔬菜的营养价值有口皆碑，它们富含维生素、矿物质及膳食纤维，而且热量很低。维生素是减肥的利器之一。例如，维生素 C 能够加快人体的新陈代谢，加速脂肪燃烧，还是人体合成肉碱的原料之一，是影响肉碱合成速度的重要因素之一，而肉碱有助于改善脂肪和类脂的代谢；维生素 E 能增强人体新陈代谢，避免肠胃中的毒素堆积，利于排毒减肥；维生素 B_1、维生素 B_2、维生素 B_6 和维生素 B_{12} 都与糖类、蛋白质和脂肪的代谢有关，平常摄入的热量越多，B 族维生素的消耗量就越大。奶类、蛋类、豆类和肉类等含丰富的蛋白质，身体各种激素、酶的原料都来自于蛋白质，当蛋白质摄入不足时，能量代谢就不能顺利完成。另外，蛋白质还可抑制促进脂肪形成的激素的分泌，减少赘肉的产生。如果蛋白质摄入不足，肌肉就会逐渐分解流失，最后变成易胖体质。奶类和豆制品富含钙，当身体缺钙时，身体产热能力下降，脂肪合成酶活性增加，能量消耗减少，而更容易产生脂肪。简单地说，缺钙会让你越来越胖！所以，谷薯类、蔬菜水果类、畜禽鱼蛋奶类、大豆坚果类对胖子们来说一样不可缺少。

那么，究竟怎么吃才适合减肥呢？平均每天摄入 12 种以上食物,每周 25 种以上,每天摄入谷薯类食物 250~400 克,其中全谷物和杂豆类 50~150 克,薯类 50~100 克。若量化一日三餐食物的"多样"性,建议指标为:谷类、薯类、杂豆类的食物品种数平均每天 3 种以上,每周 5 种以上;蔬菜、菌藻和水果类的食物品种数平均每天 4 种以上,每周 10 种以上;鱼、蛋、禽肉、畜肉类的食物品种数平均每天 3 种以上,每周 5 种以上;奶、大豆、坚果类的食物品种数平均每天 2 种以上,每周 5 种以上。按照一日三餐食物品种数的分配,早餐摄入 4~5 个品种,午餐摄入 5~6 个食物品种;晚餐 4~5 个食物品种,加上零食 1~2 个品种。此外,还应注意谷类食物粗细搭配。推荐食用糙米、全麦面、玉米、燕麦、小米、荞麦、青稞、高粱米、薏米、藜麦等,建议用这些取代白米饭、白面包、包子、馒头、蛋糕等精制谷物。还要注意吃动平衡,控制脂肪摄入,坚持运动,注重自我管理,定期接受个体化营养指导。提倡用多不饱和脂肪酸(存在于葵花籽油、玉米油、大豆油、棉籽油、南瓜子、鱼油中)与单不饱和脂肪酸(存在于橄榄油、菜籽油、花生油和大多数坚果中)来替代饱和脂肪酸(存在于椰子油、棕榈仁油、黄油、牛油、猪油和鸡油中)。应限制腌制、烘烤、烟熏、酱卤等加工肉制品的摄入,烹调注意少油少盐,成人每日烹调油用量 25~30 克,食盐用量不超过 6 克。应足量饮水，限制饮酒，推荐饮用白开水，每天饮用量 1 500~1 700 毫升，尽量少饮或不饮酒。吃饭时应细嚼慢咽，注意进餐顺序，先吃蔬菜，再吃肉类，最后吃主食。

总之，坚持科学的膳食原则，可以预防心血管疾病、2 型糖尿病、某些癌症和骨骼疾病，还能减肥。提倡控制腰围，预防腹型肥胖，男性腰围不超过 90 厘米，女性不超过 85 厘米，成年人体质指数（BMI）应该控制在 18.5~23.9 千克 / 平方米。健康饮食更有益轻松减肥。

31 限制能量膳食模式

根据《中国超重 / 肥胖医学营养治疗专家共识（2016 版）》，一个健康的成年女性每天需要摄取 1 800~1 900 千卡的热量，男性则需要 1 980~2 340 千卡的热量。其中，蛋白质摄取量应为人体每日所需热量的 10%~15%，碳水化合物摄取量应不少于人体每日所需热量的 55%，脂肪的摄取量应不超过每日所需热量的 30%。当人们进食的热量超过消耗的热量时，除以肝糖原、肌糖原的形式储备外，几乎将完全转化为脂肪，储藏于全身脂库中，其中主要为甘油三酯，糖原储量有限，脂肪为人体热量的主要贮藏形式。如果经常摄入过多的中性脂肪及糖类，则脂肪合成加快,成为肥胖症的外因。

　　一般情况下,人体每日所摄入的热量有差异,取决于年龄、性别、身高、劳动性质等因素。变胖是由于每天摄取的热量超过活动所消耗的热量,身体每累积 7 700 千卡的热量,就转化成身上 1 千克的体重。想要减掉多出来的体重,应先控制每天吃进身体的热量,并找出多消耗热量的方法。有营养学家呼吁减肥一定要适度,最好通过饮食和运动等天然方法减肥,控制热量与脂肪,即限制能量模式。限制能量模式对于摄入能量的多少没有统一的标准,要根据每个人的体重和活动量来计算。如果你的目标是减少脂肪,将你现在的体重(斤)乘以10、11 或 12(10 表示你的新陈代谢速度较慢,11 代表中等,12 代表较快)即为每日能量(千卡)的摄入值。如果你的目标只是增加肌肉(或者只是轻微地减少脂肪),那么将你的体重(斤)乘以 13、14 或 15(13 表示你的新陈代谢速度较慢,14 表示中等,15 表示较快)即为每日能量(千卡)的摄入值。如果你感觉减肥进度停滞不前或者达到目标有困难的话,你可能需要调整能量摄入量,调整量一般为 50~100 千卡。这个简单的公式对男士、女士同样有效,还必须依照运动量的多少和忙碌程度做适度调整(图 31-1)。

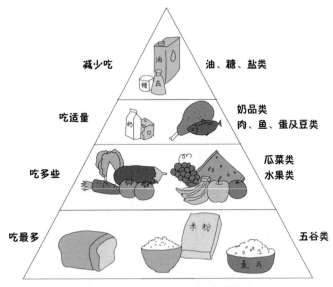

图 31-1 限制能量模式, 科学减肥

　　那么, 要怎样进行限制能量膳食模式呢? ①坚持科学安排一日三餐, 早、中、晚的能量摄入分配分别为 30%、40%、30%。睡前 3 小时内不吃任何东西, 特别注意不要喝酒、进食肉类食物。②控制主食。如果原来食量较大, 主食可采用递减法, 一日三餐各减去 50 克。对含淀粉过多和极甜的食物, 如甜薯、马铃薯、藕粉、果酱、蜂蜜、糖果、蜜饯、麦乳精、果汁等, 尽量少吃或不吃。③在减肥的过程中, 最好遵循多餐少量的原则, 多进食膳食纤维, 多饮水等。因为膳食纤维能阻碍食物的吸收, 纤维素在胃内吸水

120

膨胀,使人产生饱腹感,有助于减少食量,对控制体重有一定作用。由于膳食纤维能促进肠道蠕动,若大量食用,则便秘的情况自然会减少,大肠癌的发病风险也会下降。饮水是人们日常生活中必不可少的需要,可以补充水分,调节脂类,促进新陈代谢。

限制能量模式减肥,适宜进食的食物有:①山药,含有大量淀粉及蛋白质、足够的纤维素,食用后会产生饱胀感,从而控制进食欲望。山药高营养、低热量,可以放心地多加食用而不会有发胖的后顾之忧。②豆浆,所含的大豆皂苷对血中的胆固醇、中性脂肪均有降低作用。人体中的中性脂肪增加,就会引起发胖。经常饮用鲜豆浆,可平衡营养,调节内分泌和脂肪代谢系统,激发人体内多种酶的活性,分解多余脂肪,增强肌肉活力,既保证人体有足够的营养,又能达到健康减肥的目的。③牛肉,营养价值居各种肉类的首位,是优良的高蛋白食物,每 100 克牛肉还含钙 7 毫克、铁 0.9 毫克、磷 170 毫克、维生素 B_1 0.07 毫克、维生素 B_2 0.15 毫克、叶酸 6 毫克及少量维生素 A 等。此外,牛肉还含锌和镁,锌与谷氨酸盐和维生素 B_6 共同作用,镁则支持蛋白质的合成、增强肌肉力量,可提高胰岛素合成代谢的效率,促进新陈代谢而利于减肥。

控制能量摄入的初衷是好的,但要在营养达标的前提下进行。《中国居民膳食指南(2016)》推荐:主食以谷类为主,粗细搭配,避免进食过多精加工食物;餐餐都有蔬菜,保证每天蔬菜量维持在300~500克,其中浅色蔬菜和深色蔬菜各占一半,每天吃水果200~350克;奶类、蛋类、肉类不可少。限制能量膳食模式,科学健康减肥。

需要注意的是,以下人群不适合限制能量膳食模式。

(1)BMI接近或低于18千克/平方米〔BMI=体重(千克)/身高的平方值(平方米)〕。

(2)青春发育期者。

(3)胃病或消化道疾病患者。

(4)低血糖、低血压、肝肾功能异常或心血管疾病患者。

(5)老年人或身体过度虚弱者。

32 轻断食膳食模式

轻断食,又名间歇性断食(intermittent fasting),起源于2012年麦克尔·莫斯利医生的一次减肥研究。轻断食是指在正常的饮食基础上,短暂地限制摄取的量,即每周5天正常饮食(简称进食日),另外2天只摄入平日食物四分之一的热量(简称断食日)。近年来,轻断食在全球流行起来,掀起一股风潮。虽然国内外多项研究已证实轻断食有减轻体重、促进血液循环、帮助控制血糖、降低"坏胆固醇"、预防老年痴呆、疏解不良情绪、减少患癌风险等健康益处,但专家提醒,西方传过来的轻断食法不一定适合中国人,如果要尝试应进行适度改良,并应在营养师指导下进行。适度的轻断食给身体带来的益处:①让身体不用一直辛苦地消化食物,减轻消化系统负担。②由于一周只有 2 天执行轻断食,不影响我们的生活质量。③可以自由选择适合轻断食的日子,努力执行一天后,身体也在这一天得到适当的休息与修复。④在断食期间,并不是完全不吃任何东西,而是将分量降到平日的 1/4,实施起来非常简单,更有利于提高执行率(图 32-1)。

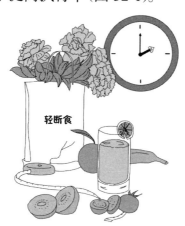

图 32-1　轻断食,减肥优选

那么,轻断食究竟怎么吃呢? 在5:2轻断食方案中,断食日建议男性一天摄取600千卡,女性一天摄取500千卡,分配到早餐和晚餐中。例如:①早餐,半碗低升糖指数的主食类(如糙米、燕麦、意大利面、带皮地瓜,约140千卡),豆鱼肉蛋类一份(如1个鸡蛋、1杯240毫升无糖豆浆、1片火腿,约70千卡),多吃蔬菜(不用油烹调)。②晚餐,豆鱼肉蛋类2~3份(手掌大小的鱼片或肉片,烫、烤、蒸等烹调法,女生手掌大小约合140千卡,男生手掌大小约合210千卡),低升糖指数水果一份(如苹果一小颗、番石榴去籽切片一小碗、香蕉半根,约60千卡),坚果一小把(腰果、杏仁、核桃、榛果,约90千卡),多吃蔬菜(不用油烹调)。

轻断食有绝招:①在开始前测量体重并计算BMI值,选择一个伙伴。成功的断食并不需要太多复杂条件,但一个支持你的朋友能让你随时分享经验体会,寻求支持和帮助。②需提前准备断食日的食物,避免看到其他食物时被诱惑,可以适当选择那些能燃烧体内多余脂肪的食物(即负卡路里食物)。例如,一个苹果含有50千卡,却需要75千卡来消化和吸收它,也就是说身体会消耗额外的25千卡。生活中经常吃到的负卡路里食物很多,如:蔬菜类,包括茄子、萝卜、芹菜、黄瓜、西红柿、椰菜、豆芽、卷心菜、辣椒、西蓝花、绿豆、生菜、冬菇、洋葱、韭菜、南瓜、菠菜、胡萝卜等；水果类，包括柠檬、苹果、香蕉、芒果、樱桃、西柚、荔枝、木瓜、葡萄、番石榴、奇异果、草莓、橙子等；果仁类，包括巴西果、栗子、花生、松子、核桃等。③选择断食时间很重要。试着把断食的时间从第一天就寝到第二天就寝的模式改为从下午两点到第二天下午两点。在第一天的午餐后就开始限制饮食，直到第二天午后再吃午餐，在睡觉期间减重将更轻松。④需要保持体内水分充足。准备喜欢喝的零热量饮品，并大量饮用，如花草茶、有气矿泉水等。在断食的两天内，必须摄取比平时更多的水分，同时喝水也是安抚空肚皮的速效方法。

与传统控制饮食比较，轻断食的减脂效果更好，减掉的体重中90%是脂肪，仅有10%左右是非脂肪成分。而传统控制饮食方法减掉的75%是脂肪，25%是非脂肪成分。两种方法对腰围的影响在8~12周的试验中相差不大，轻断食可使腰围减少约6.5%，传统节食可使腰围减少约5.5%。但是当时间延长到13~30周时，轻断食对腰围的影响就变得更为显著了，可使腰围缩小约8.0%，而传统控制饮食法只有6.2%。从减轻体重的角度上来说，轻断食和传统控制饮食的效果区别没有那么大，轻断食对于减脂效果更为明显。对于BMI显示超重甚至是肥胖（BMI>30千克/平方米），自制力一般，又想做长期减重计划的人们，可以考虑尝试轻断食。然而由于轻断食的食谱主要就是水和一些水果中的维生素，身体容易进入"饥荒模式"，肌肉可能容易流失。除此之外，恢复正常饮食时，因为无法消耗掉突然增加的热量，可能导致复胖。鉴于目前轻断食是新兴方式，研究时长都不长，超过30周的轻断食可能存在一些未知的风险，所以不推荐坚持超过30周。

轻断食是专业营养师根据患者情况评估后选择的一种减重方法，不适合所有的肥胖者，在使用过程中必须在专业营养师监督下进行。要注意的是，以下人群不适合轻断食。

（1）BMI接近或低于18千克/平方米。

（2）孕妇或未成年人。

（3）低血糖、低血压患者。

（4）尝试轻断食后感觉疲倦或者晕厥者。

（5）尝试轻断食后女性月经不调、肤色暗黄者。

（6）胃病或消化道疾病患者。

33 高蛋白膳食模式

高蛋白膳食减肥法是采用高蛋白且低热量的方式来达到减肥的目的。蛋白质是人体必需的营养物质，机体中的每一个细胞和所有重要组成部分都有蛋白质参与。蛋白质占体重的 16%~20%，即一位体重 60 千克的成年人其体内约有 9.6~12 千克蛋白质。一项基于肥胖患者的研究发现，高蛋白饮食比标准蛋白饮食能获得更强的饱腹感，而且前者的减重效果远远好于后者。正常人的饮食每天至少需要 50 克碳水化合物，热量约需 2 000 千卡，但是高蛋白质减肥法一天摄取的糖类低于 50 克，而热量则低于 1 000 千卡。高蛋白质减肥者因为饮食中的糖类不足，因此肝糖原和肌肉的蛋白质都会迅速分解，通常在前两周减肥效果会十分明显。对于人体来说，蛋白质的消耗占到基础代谢的 60%，在消化和吸收过程中，可大大增加能量消耗，而且饱腹感很强。

简单介绍三类高蛋白质食物：①奶类食物及奶制品，如牛奶、羊奶、马奶等都含有大量的蛋白质，其中牛奶中所含的蛋白质最为丰富。牛奶不仅可以帮助我们补充充足的蛋白质，同时还含有丰富的钙质，经常饮用可帮助我们有效地预防缺钙的情况。②肉类食物含有人体所需的氨基酸，并且这些氨基酸的种类与动物性蛋白内的氨基酸最为吻合，因此动物性蛋白的营养价值要高于植物性蛋白。③大豆类食物及豆制品，包括黄豆、大青豆和黑豆等，其中以黄豆的营养价值最高。植物蛋白中最好的是大豆蛋白，并且非常容易被人体消化和吸收，因此大豆蛋白一直是素食主义者最主要的蛋白质来源。研究发现,经常吃豆制品具有抗癌的功效,更重要的是还能降低胆固醇水平。因为各种食物所含的蛋白质不同,因此动物性蛋白食物应结合植物性蛋白食物。

为何天天高蛋白饮食,还能不胖反瘦?有专家称,高蛋白减肥法就是通过吃高蛋白的食物来阻止摄入更多的碳水化合物,从而达到减肥的目标。但高蛋白减肥法也并非没有限制地乱吃,而是在医生规定的范围内吃。如每顿肉类不少于50克,要以白肉为主,肉的做法要求清淡,而且不能吃肉类的皮、油、汤。在主食摄入上,以高蛋白食物和低热量食物代替。所以,你可以选择适量的优质蛋白食物替代高糖、高脂、高盐、高热量的食物,如豆制品、鸡胸肉、鸡蛋白等。蛋白质食物价格均较昂贵,可以将几种廉价的食物混合在一起,提高蛋白质在身体里的利用率。例如,单纯食用玉米的生物价值为60%,小麦为67%,黄豆为64%,若把这三种食物按比例混合后食用,则蛋白质的利用率可达77%。

只进食高蛋白质的食物可使人变得耐饿,增加代谢率,从而减轻体重。但对患有心脏病、高血压的人士不宜使用,因为会增加肝脏代谢负担,更可能影响肾功能,若是长期遵从高蛋白饮食还可能导致骨质疏松及抽筋等现象。也有部分减肥人士三餐照常进食，晚饭后不再进任何食物，只在临睡前喝 1 汤匙液状胶原蛋白，喝完后立即睡觉。由于胶原蛋白是一种纤维蛋白质，能够对抗老化及修补身体细胞和组织，而在夜间进行修补会消耗热量，从而消耗脂肪，减低体重。

另外还需注意，高蛋白减肥法还可能带来以下风险。长时间吃高蛋白质食物，会产生大量的氨，对肝脏和肾脏的代谢构成较大的负担。糖类摄取量过低，脂肪代谢不完全，会产生大量酮体，容易造成酮症酸中毒。身体的肌肉虽然逐渐耗损，但是身体所需的基础能量也随之减少，一旦体重下降到某一程度，会开始回升，而此时所增加的成分都是脂肪，假如复胖的话，再减重会更困难。这主要是由于体重快速下降的真正原因是减少了体内水分和肌肉，而不是脂肪。因此这种减肥方法适合短期减重患者，建议在专业营养师指导下进行（图 33-1）。

以下人群不适宜高蛋白膳食模式：

（1）有肝、肾功能异常或心血管疾病的患者。

（2）有胃病或其他消化道疾病患者。

（3）低血糖或低血压患者。

（4）老年人或身体过度虚弱者。

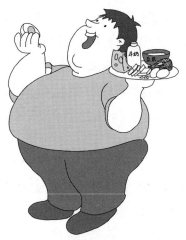

图 33-1　慎选高蛋白膳食减肥

34 代餐膳食模式

　　代餐食品,从字面意义上来说,就是能够取代部分或全部正餐的食物。代餐粉减肥是风靡于国际的一种新型减肥瘦身方法。它集营养均衡、效果显著、食用方便等优点于一身,得到了瘦身人士的喜爱和欢迎。常见的代餐形式有代餐粉、代餐棒、代餐奶昔及代餐粥等。代餐能快速、便捷地为人体提供大量的各种营养物质,还具有高纤维、低热量、易饱腹等特点。

　　代餐秉承均衡营养、健康减肥的理念,通过调整和均衡身体中的蛋白质、脂肪、碳水化合物、膳食纤维、维生素等营养物质的摄入,保证减肥过程中不饥饿、不腹泻、不反弹、不改变饮食习惯,符合世界卫生组织推荐的健康减肥理念。代餐有许多不同配方,根据不同的情况进行配比。如用黄豆餐取代鱼餐,可以在保证蛋白充足供应的前提下,减少油脂的摄入量,从而利于减肥。有些特殊代餐配方,不仅可以减轻体重,更可以起到治疗疾病的作用。有研究发现,肥胖患者在服用代餐 12 周后,体重约下降 7.3%,而食用传统食物者,体重下降 1.3%;并且 2 型糖尿病患者的症状也获得了改善。在实际的使用中,可以根据自己期望的减肥速度,选择代一餐或是两餐。在代餐的选择上,代晚餐的效果最好,如果选择代一餐,最好选择代晚餐;如果想快速地减肥,可以选择代早餐＋晚餐,或是中餐＋晚餐。使用代餐粉可以控制饮食热量,补充全面的营养,达到健康减肥的目的。

代餐粉分为果蔬代餐粉、蛋白复合粉、谷类代餐粉、膳食纤维粉等(图 34-1)。功效主要有:①降低血脂,改善脂肪肝。②调节血糖,避免餐后血糖上升,适用于糖尿病患者。③调节血压,有效改善肥胖患者的血压水平。④帮助调整饮食习惯,有助于长期保持纤柔体形。⑤瘦身及补充营养。

以下重点介绍 2 种代餐。①全谷物代餐粉。由于其含有高膳食纤维、低脂肪、低饱和脂肪酸、低胆固醇和低热量,全谷物代餐粉具有一定的保健功能。研究发现,全谷物摄入能够帮助预防癌症、心血管疾病、糖尿病和肥胖症的发生,同时减少冠心病的发病风险。全谷物代餐粉增加了膳食纤维,提升了饱腹感,特别是延长了进食的时间。绝经期妇女食用后也能够改善其健康状况。部分中年人进食更多的全谷物食物,能够减轻体重,可以极大降低肥胖症的发病率。如燕麦配方粉,据研究作为一种低热量、饱腹感强的膳食代餐对肥胖患者可起到降低体重、降血脂的作用。②水果代餐粉。其富含丰富的水果营养成分和膳食纤维,可以促进胃肠蠕动,帮助排便;饥饿时也可以选择一些低热量的水果和蔬菜,如番茄、黄瓜等,具有一定的保健功效,尤其对于肥胖者可作为减肥期间日常代餐的佳选。如蓝莓粉、西芹粉等可降低血脂。

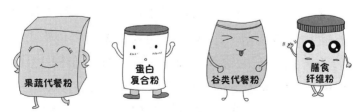

图 34-1 合理使用代餐,有效控制体重

此外,使用代餐期间应补充水分,每天至少喝

2 000 毫升的水,因为当体内脂肪燃烧利用时,需要足够的水分将这些代谢产物排出。减重过程中非常容易脱水,所以补充水分尤为重要。通常代餐中蛋白质的量不足以满足人体的需要,长期服用会造成蛋白质缺乏,而使得身体细胞修护能力变差,引起免疫力下降等健康问题。所以豆、奶、蛋、肉类这些富含蛋白质的食物每天都要摄取。还要适度运动,在减重过程中,通过运动增加热量的消耗,让你瘦得更快,而且可以帮助保持肌肉,提振精神,在减肥过程中也能保持心情愉快。

代餐可以将一餐的热量控制在 150~500 千卡,而普通餐一餐的热量为 500~1 000 千卡。摄入的能量减少,体重的增长也减少。但代餐不可随意使用,需要根据患者的肥胖原因来配制。切不可擅自搭配代餐或过度节食,长期偏食 / 节食可能导致某种微量元素的摄入量不足,引起代谢紊乱、营养不良、抑郁症。短期使用代餐能够有效控制体重,起到减肥作用。但代餐的具体配比应该遵从医嘱,不可为了减肥擅自搭配,避免引起不必要的麻烦而损害身体。

需要注意的是,以下人群不适合使用代餐:

(1) BMI 接近或低于 18 千克 / 平方米〔BMI= 体重(千克) / 身高的平方值(平方米)〕。

(2) 孕妇或未成年人。

（3）低血糖、低血压、肝功能异常或严重心血管疾病患者。

（4）尝试代餐后感觉疲倦或者晕厥者。

（5）尝试代餐后女性月经不调、肤色暗黄者。

（6）胃病或其他消化道疾病患者。

35 节食减肥法

众所周知,食物是提供人体能量的来源。可是美味佳肴在给人们提供能量的同时,也带来了厚厚的脂肪,真是让人又爱又恨。正在减肥的人们,一边对着美食垂涎三尺,一边握拳发誓"再也不吃啦",制订诸如"21 天节食计划"等,通常历经种种措施后体重仍然居高不下。然而,究竟为什么减肥一直不成功?节食就一定能瘦得快吗?

很多爱美人士以为吃得少瘦得快,甚至不吃会瘦得更快,而实际上这是不可取的。吃得少只能消耗体内的葡萄糖,而无法消耗脂肪。选择节食减肥法,通常会让你陷入反弹深渊的瘦身误区。因为想要减肥,只有燃烧脂肪才能达成目标。当你大量削减能量的摄入,身体就会自动进入饥饿模式,也就无法达到燃脂的效果。另外,节食也只能在短时间内让你瘦下来,一旦恢复之前的饮食习惯,复胖也就是理所当然的事情了。所以节食并不一定能瘦得快（图 35-1）。

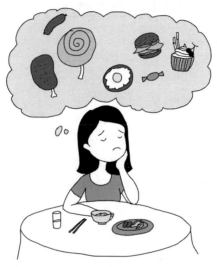

图 35-1　节食不一定减肥

　　有些减肥人士以为"节食减肥"就是尽量少吃或不吃，其实并不完全如此。减重是要形成热量差，简单来说就是每天摄入的热量应该少于消耗的总热量。看起来少吃是减少热量摄入的有效方法，但现实是，节食的方法往往不奏效，因为你忽视了基础代谢率的影响。虽然节食可能造成短期内体重减轻，但由于通过食物摄取的热量不足，身体开启保护机制，这样会自动降低你的基础代谢值，热量差就无法形成。而且当一个人从"饥荒"模式恢复过来，身体会想方设法储存更多的脂肪以防止下一次"饥荒"，反而会比从前更胖。若长期每日能量摄入低于1 000千卡，可能对机体重要器官造成不可逆的伤害。而且脂肪燃烧同样需要能量，为了能保证脂肪得到更有效的消耗，就要保证均衡饮食，提供充足的优质蛋白质、不饱和脂肪酸及减重过程中所必需的微量营养素，从而真正健康地管理体重。

"这样吃3个月瘦掉50斤……"这种有噱头的标题和一夜暴富一样吸引眼球，然而快速节食减肥真的好吗？ 2015年，《纽约时报》报道，有医学专家对一档2009年减肥真人秀节目中选择节食减肥的14名参与者进行了追踪，他们当初在30周内平均每人减重100多斤，但时隔6年后，几乎所有人的体重都长回来了，甚至不少人比参赛前还胖，其中仅一人"幸免于难"；科学家进一步检查他们的身体状况发现，他们的基础代谢率惊人地低——比同等体型的普通人低了500多千卡。《纽约时报》还报道，曾有2.31亿欧洲人试图以某种形式的饮食来减肥，仅1%的人未发生反弹。因此，节食减肥可不是越快越好。有国内媒体报道，一位身高169厘米的女孩上高中时跟风节食减肥，体重瘦到了78斤，同时便秘、食欲不振甚至绝经，体重、体能不断下降，身体各项机能已经逐渐退化。家人为了能让女儿胖回来,目前已经花了近40万元的医药费。正处于花样年龄的女孩却要饱受疾病如此的折磨,在令人痛心的同时,也让人唏嘘不已。

节食应注意方法,因为节食期间会导致身体新陈代谢减慢。其实可以每顿饭少吃点儿,一天多吃几次。也许这样会有点耽误时间,但是它会促进你的胃肠蠕动,充分地分解食物,吸收营养,同时人体的分解功能开始运转,需要消耗大量的热量,相对于那些每天只吃一两顿饭,但是每次都吃得很饱的人,少吃多餐的确健康得多,而且消耗的热量也会更多一些。保证你的肠胃始终有食物在蠕动,这样一天中会比暴饮暴食消耗更多的热量。

从营养学角度讲,应注意选择少油、少糖、少盐、不辛辣的饮食,也就是口味比较清淡才能体现食物的真味,最大限度地保存食物的营养成分。过多的盐会加重肾脏负担,损害肾脏功能,甚至导致高血压等;过多的糖容易导致龋齿、高渗性腹泻,同时也会伤及脾胃的消化功能,细胞里过多的葡萄糖则转变为脂肪;过于油腻的食物难以消化,容易引起脂肪囤积,不利于减肥。

现今的食物越来越精美,殊不知精美的食物在加工过程中损失了维生素、矿物质及纤维素,它们非常"强势",可使人体迅速将其消化,从而使更多热量被吸收而导致肥胖。事实上,我们更需要吃有饱足感和不"强势"的食物,这些食物的特征是水分、纤维素和蛋白质的含量比较高。因此建议进食粗纤维食物,如糙米、玉米、燕麦等。

总而言之,节食减肥法虽然短时间内有效,却不一定健康,甚至可能伤害身体。

36 运动减肥法

俗话说:"生命在于运动。"量力而行的体育锻炼对人体是有好处的,能降低胆固醇,改善血压状况,减压放松,改善心情。人们常说,减肥不过是"管住嘴,迈开腿"。其实,运动也是有科学依据的。目前正流行的运动金字塔是将日常生活中的运动分为5类:生活形态的体能活动、伸展运动、有氧运动(休闲运动)、肌肉适能运动和静态活动。塔底是生活中的体能活动,塔尖则是静态活动。参照下文的标准,就能科学地分配运动,从而健康地减肥啦!

1. 每日数次,累计30分钟以上的运动。这类运动就是日常生活中的运动,包括走路、爬楼梯、做家务等。比如下班或饭后可以走路,走路被誉为最佳锻炼方法之一,它不会受到时间和空间的限制,还可以随自己的意愿调整行走的速度,健身又减肥,尤其是饭后走路更能加速燃脂。这些活动强度较小，但积少成多同样可以减脂。

2. 每周 3~7 天，每次 6~10 项，每项 30 秒的运动。这类动作被称为伸展运动，包括瑜伽、拉伸动作和柔软体操等，是正式运动的"热身前奏曲"，也是久坐不动之后的"放松间奏曲"，通过一些简单的动作，结合对呼吸节奏的控制，以达到充分"打开"身体、拉伸舒缓肌肉的目的。

3. 每周 3~5 天，每次坚持 20 分钟以上的运动。这类运动被称为有氧运动，也是减重效果最显著的一类运动。慢跑、骑自行车、游泳、登山、有氧健身操等都属于有氧运动。休闲运动主要是指竞技性质的球类运动。

4. 每周 2~3 次，各 1~3 组，重复 8~12 次的运动。这类动作主要针对肌肉进行锻炼，包括重量训练、仰卧起坐、俯卧撑、拉力训练、哑铃负重练习等，通过持续地锻炼肌肉，达到减去脂肪、增加肌肉的效果。这类运动不仅减重，还能练出有力的腹肌、臂肌，美化腰部和手臂线条，让身体曲线玲珑有致。

5. 不超过 60 分钟的"运动"。第五类运动位于金字塔的塔尖，也就是尽量少做的"活动"，包括看电脑、看电视、办公等。久坐不动不仅无法消耗热量，对腰椎和颈椎也是负担，还容易造成腹部脂肪堆积,简直是肥胖的罪魁祸首。

通俗来说,运动可分为有氧和无氧运动。有氧运动是指人体在氧气充分供应的情况下进行的体育锻炼。即在运动过程中,人体吸入的氧气量与需求量相等,达到生理上的平衡状态。它的特点是强度低、持续时间长,要求每次锻炼时间不少于30分钟,每周坚持3~5次。它能充分氧化体内的糖分,消耗体内的脂肪,增强和改善心肺功能,调节心理和精神状态。常见的有氧运动项目有快走、慢跑、竞走、滑冰、长距离游泳、骑自行车、打太极拳、跳健身舞、跳绳、做韵律操,以及球类运动如打篮球、踢足球等。无氧运动是指肌肉在"缺氧"的状态下的高速、剧烈的运动。无氧运动的特征是运动时氧气的摄取量非常低。由于速度过快及爆发力过猛,人体内的糖分来不及经过氧气分解,而不得不依靠"无氧供能"。这种运动会在体内产生过多的乳酸,导致肌肉疲劳而不能持久,运动后感到肌肉酸痛,呼吸急促,如举重、赛跑、跳远、投掷等具有爆发性的运动。每天坚持适度运动有益健康(图36-1)。

需要注意的是,运动也不能随心所欲。每项运动消耗的热量不一致,要注意针对自己的特点,选择适合自己的运动(表36-1)。比如腿部有伤、高血压、心脏病、糖尿病等患者不适合跑步,可以选择轻松的

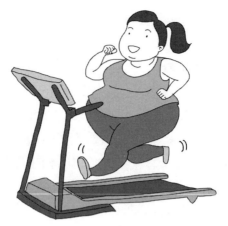

图 36-1 生命在于运动

饭后靠墙站立,可提神、助消化,或者通过瑜伽舒缓身心,拉伸减脂。选择运动方式时,宜多做有氧运动,如游泳是全身性运动,可带动全身脂肪燃烧;慢跑能活动全身肌肉,每天持续 30 分钟以上可见效;快步竞走在锻炼心肺功能的同时,可消耗大量热量;散步 45 分钟以上,既能舒缓心情,又能燃烧脂肪。平时生活中能站则不坐,另外在进行有氧运动前,也要进行简单的伸展运动,以提高关节的灵活性,缓慢加快血液循环和心跳频率,从而进入运动状态。运动时应关注心率变化:① 170– 年龄 = 运动心率。② 220– 年龄 = 最大心率。③最大心率 × 70%= 运动心率。运动是给我们业余生活增添乐趣和促进健康的良好方式,减肥人士最好有氧运动结合无氧运动,同时注意适量运动。如果运动过度,将伤害身体,千万不要"本末倒置"损害健康。

表 36-1　常见运动 1 小时所消耗的热量　单位:千卡

项目	热量	项目	热量	项目	热量
游泳	1 036	打网球	352	快走	555
慢跑	655	跳舞	300	骑马	350
爬楼梯	480	打桌球	300	跳健身操	300
跳绳	448	溜旱冰	350	打乒乓球	360
打拳	446	骑车	184	打排球	350

37 西药减肥法

多年来,各国用于减肥药研究与开发的经费高达数十亿美元,市场上出现的减肥药也是五花八门,在我国正式出售的减肥产品就达 90 余种。面对这些层出不穷的减肥产品,消费者常常眼花缭乱,于是往往"跟着广告走"。可是有的减肥产品广告经常夸大宣传、误导消费者,甚至连消费者也说不出吃了几个月的减肥产品其作用机制何在。

值得一提的是,导致体重减轻的因素有很多。我们需要的是脂肪的消耗,而不是肌肉、水分的丧失。市面上有很多减肥药在大做广告,宣称一周内可以减轻多少体重,有些药物可能含有导泻药或利尿药,短期内可能减轻一些体重,但失去的其实是水分和电解质,服用后可能会感到头晕、口干、乏力。健康减肥是每一位减肥者都希望做到的,要选对适合自己的方法才行,减肥不能盲目跟风。

目前市面上常见的减肥药有以下几类。

1. 提高代谢率的药物。这类药物大部分含麻黄碱,麻黄碱用于治疗哮喘已有多年,亦是中医常用的感冒药。作为减肥药,它常与咖啡因混合于同一配方中。咖啡因可轻微提高代谢率,而麻黄碱则有助于抑制食欲,但可引发高血压、心律不规则、失眠、紧张、手震、癫痫发作、心脏病和脑卒中,严重者更会导致死亡。鉴于此,美国食品药品监督管理局规定,这些产品每份最多只能含 8 毫克麻黄碱,并且不可连续使用超过 7 日,长期使用的安全性仍是未知数。

2. 抑制食欲的药物。这类药物部分含有盐酸苯丙醇胺氢氯化物,这是一种常见于感冒药的兴奋剂。其原理主要是通过兴奋下丘脑的饱觉中枢,控制食欲中枢,再通过神经的作用抑制食欲,从而减少食物摄入。这类药物对于没有心血管疾病、血压不高的人而言还算安全,但停用该药物后,仍需控制饮食来防止体重回升。以前国外非常流行的食欲抑制药如芬氟拉明等,由于可造成严重的心脏并发症,所以在美国已被禁用。

3. 增加胃肠蠕动、加速排泄的药物。此类药物是通过增加胃肠的蠕动,加速所进饮食的排泄,减少食物在胃肠中的停留时间,使食物在未能被吸收转化为脂肪之前,就已被排出体外,而达到减肥的目的。

4. 燃脂药物。不少人说铬可燃脂,虽然它与脂肪的代谢息息相关,但只有缺乏铬的人才会有脂肪代谢的问题。摄取多于需要量的铬并不会加速脂肪的消耗,所以对本身不缺乏铬的人根本没有效果。美国的建议营养摄取量为成年人每天摄取 50~200 微克铬。

减肥药也是药,既然是药物,首先就要考虑副作用。很多减肥药是非处方药物,所以在购买前一定要看清说明书,尽量选择副作用和不良反应较小的减肥药。另外,要看清用药的禁忌证和禁忌人群。因为有些药物对中枢神经系统、消化系统、代谢系统有作用,患有心血管疾病、消化道疾病、肝肾疾病时一定要慎用。其次,不要相信"快速起效""不反弹",别相信诸如"3 天减 10 斤,永久不反弹"之类的广告语。如果某种药物真的让你在短时间内减掉 10 斤脂肪,那绝对是有害身体健康的。想保证减肥效果,永久不反弹,药物是不可能做到的。最后,要学会看许可证编号。减肥药或者保健产品都是要经过国家药物监督部门检验的,检验合格的产品,国家会给予审批编号。在你决定购买减肥药之前,要先记下它的产品编号,到国家药品监督管理局网站查询对比无误后,方可购买(图 37-1)。

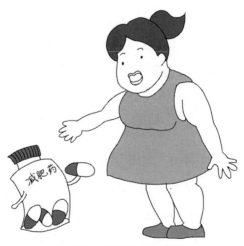

图 37-1　西药减肥需慎重

药物并不能改变造成肥胖的行为特征,如饮食习惯、运动锻炼、作息习惯及环境因素等,因此在选择药物治疗时应权衡利弊。只有中重度肥胖,即超重 30% 以上者,才可以在专业医生的指导下服用减肥药治疗。尤其是特殊人群减肥,更要谨慎。①青少年正处于生长发育阶段,减肥治疗时必须经过严格的筛选才能用药,并且必须进行严密的用药监护。②妊娠期和哺乳期女性更是禁用食欲抑制药,因为可能影响胎儿发育及婴幼儿成长,其他减肥药也不推荐使用。③患有心脏病、高血压、糖尿病或者有脂肪肝的肥胖者选择减肥药时尤其要慎重。服药前和服药时必须检测体重和血糖、血脂等生化指标,并根据这些指标,调整药物的剂量。一旦服药,不要随意停止,否则可能会导致不适或体重反弹,应逐渐减量,直至停药。具体做法应在医生指导下进行,切不可妄自行事。

38　中医减肥法

　　中医减肥主要是通过针灸相应穴位加之其他中医常用的辅助治疗手段实现减重。现代医学认为,单纯性肥胖多伴有内分泌紊乱,各种激素,尤其是胰岛素、性激素、肾上腺皮质激素、瘦素等异常,可通过针灸来调理内分泌,使之趋于正常。中医从脏腑辨证分析肥胖主要与肝、脾、肾三脏的功能有关,利用中医辨证施治的原理,从调整内分泌入手,通过针灸、点穴等综合治疗,对肥胖者的神经和内分泌功能进行调整(图38-1)。

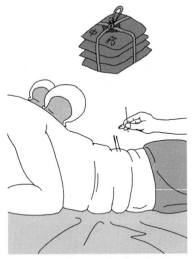

图 38-1　中医可减肥

　　根据成因,中医将肥胖分为以下几类。①腹型肥胖,由肝气过剩引起,多伴有便秘及高血压倾向。②虚胖,由肾功能过强或过弱引起,多伴有月经不调、手脚冰凉等症状。③脂肪型肥胖,由血气过盛引起,容易引发心脏病。④病态肥胖,由血气不足、脾脏阳气过盛引起,产后肥胖、激素性肥胖属于此类。⑤精神压力型肥胖,由三焦经异常引起。对于这些类型的肥胖,中医认为其根本原因是阴阳平衡失调,直接影响到人体体液的酸碱度及体内酶的活性。而中医则能够由内而外地调整人体,从调节内分泌入手,对肝、脾、肾、心、肺及三焦等进行调节,通过气血津液的作用来完成机体的统一,促进健康减肥。

中医减肥有以下几种方法。

1. 中药。利于减肥的中药主要有以下几种。①决明子具有清肝明目、润肠通便、降脂减肥的功能,可以抑制全身脂肪的合成,对体内多余的脂肪也有很好的分解功效。②泽泻具有利水、清湿热的效果,可以帮助排除身体多余的水分,加快身体的新陈代谢,每日的量最好控制在 6~9 克为佳,否则将引起胃肠反应。③首乌可以滋润肠胃,有解毒的疗效,适当地促进胃肠蠕动,减少胃肠对胆固醇和脂肪的吸收,对于治疗便秘型肥胖很有效,可以快速帮助我们清理囤积在体内的垃圾。④荷叶中含有多种有效的化脂生物碱,能有效分解体内的脂肪,并且将其排出体外。荷叶碱可改善油腻的饮食习惯,因为其具有较强的排油功能,让人对荤腥油腻的食物渐渐产生反感。⑤大麦主要用于健脾减肥,清热解毒,去腥膻,去油腻,助消化,润肤、乌发。大麦茶中的膳食纤维素可调整消化、吸收功能,从而延缓营养物质的吸收。膳食纤维素还可产生饱腹感,避免摄入过多的热量、脂肪、碳水化合物,有防治肥胖的作用。⑥薏苡仁可以让皮肤更光滑细致;此外,也可以促进体内水分的循环与新陈代谢功能。这样,脂肪容易被燃烧,有助于增进减肥的效果。薏苡仁还有利尿、消水肿的作用,因此也被用于减肥。需要注意的是,药物难免存在过敏不适、胃肠道反应等症状,因此应在医生指导下进行。

2. 针灸减肥。针灸减肥是通过刺激经络腧穴来调整下丘脑 - 垂体 - 肾上腺皮质和交感 - 肾上腺髓质两大系统的功能,提高基础代谢率,使积存的脂肪消耗掉,进而调整、完善、改善人体自身平衡。针灸减肥的机制主要是调整人体的代谢功能和内分泌功能,常用的针灸穴位在梁丘穴、公孙穴、内关穴等。针灸减肥对 20~50 岁的中青年肥胖者效果较好。因为在这个年龄阶段,人体发育比较成熟,各种功能也比较健全,通过针灸治疗,比较容易调整机体的各种代谢功能,促进脂肪分解,达到减肥降脂的效果。针刺能够抑制胃肠的蠕动,并抑制胃酸分泌,从而减轻饥饿感,达到减肥目的。需要注意的是,针灸不适应于凝血功能障碍或有血液疾病的人群,容易引发出血。

3. 拔罐减肥。中医拔罐减肥能够根据肥胖的位置选择穴位,局部取穴,循经疏导,促进局部代谢,消除局部脂肪,从而达到局部减肥的目的。拔罐对人的健康有很大的促进作用,可以加速胃肠的蠕动。拔罐主要是在温热的基础上对神经系统进行调节,这样可以刺激神经末梢的感受器,传送至大脑皮质层就可以促使人体功能的恢复,让阴阳可以得到调整,从而起到提高新陈代谢的作用,促使淋巴加速循环,让身体里的废物、毒素全部加速排出,从而起到瘦身减肥的效果。需要注意的是,有皮肤疾病的人群不适用拔罐减肥,以免加重疾病。

目前来说,中医减肥相对其他减肥方式(手术、吃西药等)更为安全。通过中医减肥治疗,机体代谢达到一个新的"调节点",体重即稳定在一个新的水平。因此,治疗效果稳固、持久、不易反弹。当然,中医减肥也存在不利因素,如患有皮肤病或其他疾病的人,心脏功能较差及有佩带起搏器的人,具有出血倾向疾病比如凝血机制障碍、血友病患者及贫血的人,最好不要进行中医减肥,否则可能导致皮肤过敏、出血、心跳骤停等危险。并且不要任意相信网上所谓的"祖传秘方",以免减肥不成,反而伤害身体。因此人们选择中医减肥,应在正规医院内,科学、系统地采取健康的治疗手段。

39 手术减肥法

随着生活水平的提高,肥胖人数逐年增加,高血压、糖尿病、冠心病等疾病的发病率也随之上升,让人们津津乐道的"少吃多动"却难以实现。减重手术已成为重度肥胖患者减轻体重的有效方式之一。相比不接受减重手术的患者,减重手术患者患糖尿病的风险降低83%。减重手术后一年平均体重降低31千克,而体重降低可以有效缓解体重对骨骼的压力,从而缓解骨关节炎。减重手术还可以有效治疗和改善心血管疾病,70%以上的患者高血脂得到了改善,78.5%以上的患者高血压症状得以改善。尤其对于合并肥胖的多囊卵巢综合征患者而言,减重手术是最为有效的治疗选择之一(图39-1)。

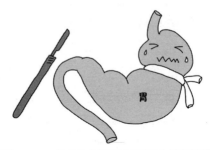

图 39-1 减重手术是重度肥胖患者的福音

近年来,腹腔镜胃减容手术已成为治疗肥胖和糖尿病的重要方法。手术方式主要有以下几种。

1. 腹腔镜袖状胃切除手术,又名缩胃手术。缩胃手术通过减少胃容量,却不改变胃肠道的生理状态来达到减肥的目的。袖状胃切除手术通过切除胃底及胃大弯侧的大部分胃组织,切除量约占胃的

80%，使残留的胃呈"香蕉样"的管状通道，容积为60~100 毫升，从而减少胃的容量。该手术减肥快速，可减去 75% 的额外体重，一般为 20~40 千克，手术痛苦程度较高，费用 6 万 ~8 万元，约 2 周康复，潜在的并发症有恶心呕吐、缝合区破裂、缝合部泄漏、长期性营养不良等。

2. 腹腔镜胃旁路手术。该手术将患者的胃分成上、下两部分，用于容纳食物的部分只有原来胃部的 1/10~1/6；然后在小胃的切口处开一条"岔路"，接上截取的一段小肠，重新排列小肠的位置，改变食物经过消化道的途径，减缓胃排空速度，缩短小肠，降低吸收程度，从而达到减肥的目的。此项微创"缩胃"手术可以治疗 2 型糖尿病，对于肥胖、2 型糖尿病及患有 2 型糖尿病的肥胖患者是最佳选择。该手术痛苦程度可耐受，费用 5 万 ~6 万元，约 1 周康复。潜在的术后并发症有恶心呕吐、束带滑脱、肠梗阻、残胃炎、口臭、排气等。

3. 胃内水球术，又称胃水球术。减肥原理是将一个硅制水球通过胃镜置入胃中，再将生理盐水注入水球内，填满胃部，诱发饱足感来帮助控制食欲。根据日内瓦大学针对 4 788 例应用水球的患者的研究，平均 3 个月减肥（18.7±2）千克。2 型糖尿病的治疗有效率为 92%。胃水球对亚洲人的减肥疗效明显优于欧洲人,因为亚洲人肥胖的原因与家族遗传性的血糖控制问题有关,胃水球在提供胃部饱胀感的同时,调节了肠抗胰岛素的分泌,除了减肥的疗效以外,对亚洲糖尿病患者的病情也有明显缓解,其改善糖尿病的具体机制仍在研究中。该手术可中速减肥,6 个月减 10~15 千克,手术痛苦程度较低,恢复快,潜在的并发症有恶心、呕吐等。

手术适宜人群:2 型糖尿病病程 ≤ 15 年,且胰岛仍存有一定的胰岛素分泌功能,空腹血清 C 肽水平 ≥ 正常值下限的 1/2;BMI ≥ 27.5 千克 / 平方米;男性腰围 ≥ 90cm、女性腰围 ≥ 85cm 时,可酌情提高手术推荐等级;建议年龄 16~65 岁,BMI 为 25.0~27.4 千克 / 平方米的患者需谨慎考虑手术。除以上标准外,医生还需考虑患者代谢综合征或存在合并症的情况。

手术不适宜的人群:明确诊断为非肥胖型 1 型糖尿病的患者;胰岛 β 细胞功能已基本丧失,血清 C 肽水平低下,或糖负荷下 C 肽释放曲线低平的 2 型糖尿病患者;BMI<25 千克 / 平方米的患者不推荐手术;妊娠期糖尿病及某些特殊类型的糖尿病患者;滥用药物、酒精成瘾或患有难以控制的精神疾病的患者;智力障碍或者智力不成熟,行为不能自控的患者;对手术期望值不符合实际的患者;不愿

承担手术潜在并发症风险的患者;不能配合术后饮食及生活习惯的改变,依从性差的患者;全身状况差,难以耐受全身麻醉或者手术的患者。

4. 抽脂术。抽脂是整形外科的一项简单塑形术,是通过负压吸引的原理,将身体某一部位的多余脂肪破碎,然后吸取出来,以此达到减肥塑形的目的,相对外科手术,抽脂术的术后并发症少,更为安全、有效。常见的抽脂部位有面部、下巴、颈部、肩背、四肢、手脚、上下腹部、侧腰部、臀部,以及其他人体中堆积脂肪的部位。目前吸脂术常见的方法有以下几种:超声抽脂术、电子抽脂术。超声抽脂术运用更广,其利用高能低频超声波的物理化学效应选择性地破坏皮下脂肪组织,生成脂肪乳化液后再用负压吸引将其抽出体外的一种吸脂方法。手术时间长、吸脂量小、不能抽吸浅层脂肪,另外可能发生热损伤,抽出的脂肪被破坏不能再利用。

当然,任何手术都存在风险和个体差异,并且存在并发症的发生风险,因此减肥人士需在正规医院接受专业评估判断后方可实施。

第五篇

不同人群的体重控制

40 预防肥胖，从娃娃开始

大部分家长认为，孩子长得胖是好事，家里有个胖娃娃到哪儿都逗人喜爱，家长们普遍希望孩子们吃得多。但是，从当今的营养学观点来看，胖并不代表健康。有研究发现，生命早期（如出生后早期甚至胎儿期）的营养失衡，是儿童期甚至成人期发生肥胖的重要原因。生命早期的营养缺乏，可以增加后期肥胖的风险；生命早期的营养过量，也会增加晚期肥胖的风险。对于正在快速生长发育的儿童，肥胖带给儿童的不仅仅是可爱的外表，肥胖对其全身各组织器官都会造成过大的压力，进而引发成年后的各种急慢性疾病。同时，儿童肥胖容易自卑、焦虑，甚至发展为抑郁症。有研究证明，单纯性肥胖儿童存在心理行为问题，自我意识水平下降，家庭因素是肥胖儿童心理、行为问题的重要影响因素。

根据标准的儿童身高、体重标准，对超重及肥胖进行确定分度。如果超过标准值110%左右,均视为超重;如果超过标准值120%左右,均视为肥胖。美国心脏学会曾发布题为《儿童的肥胖、胰岛素抗性、糖尿病和心血管危险》的公告,证明儿童时期的危险因素与成人期疾病有联系。研究表明,肥胖和2型糖尿病始于儿童时期。膳食多为含大量脂肪和油炸的快餐,同时体力活动少,所以儿童肥胖增多。肥胖又使儿童处于高胆固醇、高血压及胰岛素抗性(2型糖尿病的前奏)的危险之中。这些正是增高心血管疾病危险的因素。而母亲超重,以及2岁之前被家长喂养得过度肥胖,也是成年期发生肥胖的重要隐患因素。人体脂肪细胞的数量在胎儿出生前3个月、生后第一年和青春期这三个阶段增多最明显。而引起儿童肥胖的危险因素主要有遗传因素、膳食因素、运动过少、宫内环境、社会大环境。

婴儿期应尽量用母乳喂养,至少4个月。母乳喂养可预防婴幼儿肥胖,还具有其他多种功效。母乳富含各种抗体、活性细胞和免疫性物质,母乳温度、泌乳速度适宜,新鲜、喂养方便、经济,还可促进婴幼儿的认知发育。代乳品喂养要避免高能量的配方奶,按每千克体重110毫升喂给,一般每天不宜超过800毫升,不要过度喂养。添加辅食是促进婴儿发育的重要手段,但其时机的把握非常关键,过早或过晚都不利于婴幼儿的生长发育。辅食不加糖，尽量减少精米、精面的制品，用全米、全面代替。即使在婴儿期，也不要总是将孩子抱在手中，而要帮孩子翻身、做操，并训练孩子在成人腿上自动跳跃、独坐、爬等，消耗多余的热量。改变幼儿不良的生活习惯是杜绝幼儿肥胖的根本策略。《幼儿园教育指导纲要》指出，根据动静交替原则制定一日生活作息制度，合理安排游戏、户外活动和各生活环节的时间。夏天大部分时间在户外，春秋季每天不少于 3 小时，冬季每天不少于 2 小时（寄宿制幼儿园不少于 3 小时），其中体育活动不少于 1 小时。养成良好的生活习惯和进食习惯，从而控制肥胖症的发生。

预防幼儿肥胖，首先要关注儿童发胖的年龄阶段。有数据表明，2 岁开始就要从饮食方式、体育运动、生活习惯等方面入手，抑制小儿肥胖，从娃娃抓起。应注意科学喂养：①少吃高脂、高热量零食，在餐前 2 小时不要给孩子零食等。②鼓励孩子多吃蔬菜、水果。③切勿强迫孩子进食过多。④不要用食物对孩子进行奖惩。⑤多参加户外活动和体育锻炼，少看电视。⑥一天正常睡眠 10 小时，防止静坐式生活方式的养成。⑦吃饭前，不要让孩子进行看电视、听广播、看书、玩玩具等活动。⑧鼓励孩子餐前服务，如帮忙洗菜、拿作料、端菜碟、分碗筷。⑨吃饭时不要批评孩子,以免造成情绪沮丧,影响进食的心情。⑩给孩子独立进食的机会,家长不可因担心孩子吃得不够,或弄脏衣服、地板而忽视孩子独立进食的心理需求。⑪孩子表现好,要鼓励他(她),让孩子从小养成良好的饮食习惯。科学喂养,帮助孩子养成良好的饮食生活习惯,才有利于其一生身体健康(图 40-1)。

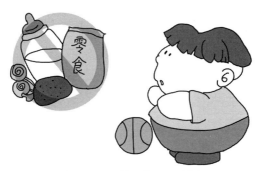

图 40-1　科学喂养,促进健康

儿童肥胖的主要判断公式:

1~6 个月标准体重(克)= 出生体重(克)+ 月龄 × 600

7~12 个月标准体重(克)= 出生体重(克)+ 月龄 × 500

1 岁以上标准体重(千克)= 年龄 × 2+8

41 青春不"负重"

青春期,男孩一般为 13~15 岁,女孩一般为 11~

159

13 岁。然而孩子们进入青春期，身体发育便进入了一个新的阶段，细胞、组织不断生长分化。正因为青春期是成长的特殊时期，对营养的需求量大，食量增大，身高出现显著变化，体重也会相应增长。青少年肥胖问题一直是影响青少年健康成长的问题之一，已成为我国重要的公共卫生问题。

　　青少年肥胖不仅容易导致青少年对疾病的抵抗力下降，还会引起心理问题，导致学习、生活自信心下降及社会适应能力明显下降，甚至还会导致成人肥胖症和高血压、冠心病、糖尿病、动脉硬化、脂肪性肝硬化等，是加速衰老、妨碍长寿、增高死亡风险的成因之一。现代家庭饮食结构不合理，三餐多是精白淀粉类主食，加上油脂和肉类的组合，调味品也比较重。通常食物中蔬菜、杂粮、豆类所占比例过低，精白主食过量，烹调油脂过多，热量高，纤维素少，餐后血糖和血脂上升幅度大。日本富山大学的一项调查分析显示：睡眠偏少的孩子，其肥胖风险明显高于睡眠充足的同龄人。有关专家分析认为，睡眠时间不足，有可能造成具备分解脂肪功能的激素的量减少，以及因难以抑制交感神经活动而使血糖水平升高，这些都会成为导致肥胖的诱因。英国有一份调查显示，大约三分之一的青少年的睡眠是"垃圾睡眠"。"垃圾睡眠"是指睡眠不足和低质量睡眠，卧室里的电脑、手里的手机都是造成"垃圾睡眠"的罪魁祸首。晚上没有良好的睡眠,大脑无法得到充分的休息,导致白天无精打采,暴饮暴食,继而引发肥胖,严重影响青少年的身心健康。不良睡眠习惯是导致肥胖的第二大因素,因此呼吁家长们应重视青少年的睡眠问题。

青春期肥胖的预防措施主要是饮食和运动同步进行(图 41-1),重点是维持能量摄入和消耗的平衡。处于青春期的青少年食欲往往旺盛,应注意合理搭配饮食,青春期的青少年应保证优质营养供给。建议:①多补充富含优质蛋白质及维生素的食物,如奶制品、鸡蛋、鱼类、贝类、豆腐及蔬菜、水果等(维生素 C、维生素 D、乳糖等都有助于钙的吸收利用)。②若是精神紧张而难以入睡者,晚餐喝小米粥或牛奶,有镇静催眠作用。③富含维生素 B 的食物有助于缓解压力,如全麦食物(杂粮饭、全麦面包)、深绿色蔬菜(如菠菜)、低脂牛奶;富含钙、镁的食物也是缓解压力的好帮手(如瘦肉、豆腐、豆浆、虾皮、杏仁、洋芋、菠菜、海带、香蕉、葡萄干等)。④每天吃点粗粮。粗粮中的膳食纤维可以帮助胃肠蠕动,将消化道中的食物垃圾清除至体外。⑤多吃体积大、密度小的食物。这类食物大多水分含量高、膳食纤维丰富(如水果、绿叶菜、菌菇等),且体积大的食物会占用肠胃更多的空间,易产生饱腹感且热量低。⑥细嚼慢咽,放慢吃饭速度。大脑中的摄食中枢需要在进食后 20 分钟才能做出反应,提醒人们吃饱而应停止进食。

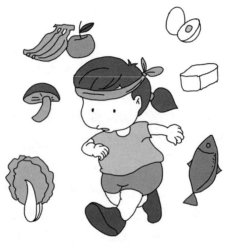

图 41-1　青春不"负重"

青春期的青少年尤其应加强体育锻炼,提高肌肉和器官功能,促进身体的迅速生长、发育。维持标准体重是预防慢性病的最佳良方。同时还应积极学习生理卫生知识,养成良好的生活规律。运动应当选择轻松活泼、自由伸展和开放性的项目,比如游泳、舞蹈、羽毛球、单杠、跳绳、双手摸高、双腿跳等,这些运动均有助于刺激骨骺板生骨,进而利于长高及防止体重增长过快。另有研究表明,青春期的青少年应保证充足的睡眠,对于保持体型非常重要。

总之,对于每个青少年来说健康是极其重要的。健康指除了身体没有疾病、正常标准的体型,还应该具有完整的生理、心理状态。首先,身体没有疾病是健康的基础条件,良好的生活习惯和饮食状况有利于保持健康的体型。其次是心理健康,是指具有完整的人格、良好的自我感觉和良好的自控能力,有明确的生活目标、积极健康的生活态度,对生活充满希望。促进青春期健康,预防青春期肥胖症的发生,应及早进行饮食和运动干预,学校和家庭应共同参与。另外还应注意正面引导青春期的少男少女们,告知其不宜采取不健康的减肥方式,如果为了追求骨感身材而刻意节食,可能导致第二性征延迟发育或留下骨质疏松症的隐患。所以,规律的生活作息习惯、合理的饮食习惯、适当的体育运动才是促进长高及控制体重的最佳途径,有益于青春期身心健康。

42 孕妈长胎少长肉

在全面开放二胎的时代,孕妈群体正在快速壮大,孕期的饮食问题也越来越受到重视。生出健康又白胖的宝宝,是每个准妈妈的心愿。对于孕妈们来说,孕育新生是个既痛苦又幸福的经历。

俗话说"一人吃,两人补",于是孕妈们每天猛补,可是产前却被告知要减少进食,以防止过度肥胖。孕妈营养过剩,将增加母儿双方的糖尿病和肥胖风险。据 2011 年 9 月至 2012 年 3 月对中国 8 个城市孕妇的营养状况调查显示,43.2% 的孕妈营养过剩导致肥胖。有研究表明孕妈肥胖的危害包括以下 3 个方面。①巨大儿出生概率提高,宝宝日后患肥胖症的概率增加,不利于成长和发育。②孕期准妈妈体重过重,不仅会有流产的危险,而且还容易造成新生儿窒息,甚至死亡。③不利于宝宝早期认知与智力发育,影响胎儿脑部发育。那么孕妈们到底该怎么吃,才能保证胎儿营养,自己又不过于肥胖呢?

　　1. 孕妈的营养关乎两代人的健康,孕程平均持续 38~42 周,孕 12 周(1~3 个月)以前为孕早期,孕 13~24 周(4~6 个月)为孕中期,孕 25 周以后至分娩为孕晚期。为了保证子宫、胎盘和胎儿的正常生长,整个孕期孕妇大约需要增加 80 000 千卡的能量。孕早期孕妇在基础需求量上每日增加 15 千卡,而孕中期和孕晚期则每日增加 350 千卡。孕早期蛋白质的每日摄入量较非妊娠妇女增加 5 克,孕中期每天增加 15 克,孕晚期每天增加 20 克。孕妇饮食中,脂肪供能占总能量的比例以 20%~30% 为宜,必需脂肪酸应占总能量的 1%~2%,植物油应作为油脂的主要来源;由碳水化合物提供的能量占总能量的 60% 左右为宜;矿物质和维生素要充足,注意补充孕期饮食易缺乏的矿物质,包括钙、铁、锌、碘,以及维生素 A、维生素 D 及维生素 B。为保证孕妇营养,孕中期以后可在上午、下午两餐间加餐。每天三餐的食物分配:早餐应占全天总能量的 25%~30%,午餐占 40%,晚餐占 30%~35%,点心占 5%~10%。粮食除大米、面粉外,应搭配一定量的粗杂粮,如玉米面、燕麦、小米、赤小豆、绿豆等,对于动物类食物优先选择鱼、虾、肉、蛋、奶等,豆制品、新鲜蔬菜水果也是孕妇不可缺少的营养物质。而不宜食用的食物包括过咸、过甜和油腻的食物。少吃加工食物如火腿肠、烧鸡、罐头食品等。不吃刺激性食物,如浓茶、酒及辛辣调味品等。

2. 微量元素的摄入对孕妈控制体重尤其重要。钙的补充可降低孕妈妊娠高血压综合征和先兆子痫的危险,而缺钙同样可能导致体重增长过快。孕中期妇女钙的适宜摄入量为 1 000 毫克 / 天,孕晚期为 1 200 毫克 / 天。钙的最好来源是奶及奶制品、豆类及其制品。此外,芝麻和小虾皮等海产品也是钙的良好食物来源。大量的证据表明,孕早期的铁缺乏与早产和婴儿的出生体重有关。孕中期铁的适宜摄入量为 25 毫克 / 天,孕晚期为 35 毫克 / 天。动物肝脏、动物血、瘦肉等食物的铁含量丰富且吸收率比较高,是铁的良好来源。此外,蛋黄、豆类、某些蔬菜(如油菜、芥菜、雪里蕻、菠菜、莴笋叶)等含铁量也相对较多。碘对孕妇和胎儿也极为重要,碘缺乏可使孕妇甲状腺素合成减少,致胎儿甲状腺功能低下,从而引起以生长发育迟缓、认知能力降低为标志的克汀病。我国目前采用食盐强化碘以预防高危人群的碘缺乏,在孕期也可每周进食一次富碘的海产品。

3. 孕期需注意营养均衡。①孕早期的膳食应富营养、少油腻、易消化及适口,少食多餐,预防酮症酸中毒,保证碳水化合物的吸收。②孕中、晚期适当增加鱼、禽、蛋、瘦肉、海产品的摄入量,适当增加奶类的摄入,常吃含铁丰富的食物,适当活动身体,维持体重的适宜增长。③孕妈们应监测自身体重。在妊娠前 3 个月体重应增加 1~1.5 千克,以后每周以 300~400 克的速度递增。孕妈们应根据体重的增长速率适当调节食物的摄入量,整个孕期将体重增加控制在 12.5 千克以内为宜。④根据自身的体能每天进行不少于 30 分钟的低强度身体活动,最好是 1~2 小时的户外活动,如散步等。整个孕期不需要大补,注意营养均衡,保证每天进食优质蛋白质、新鲜的蔬菜水果并补充维生素等,科学管理体重,有助于孕妈长胎少长肉,更利于孩子身体健康(图 42-1)。

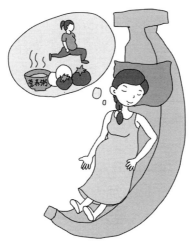

图 42-1 孕妈长胎少长肉

43 中年发胖是福还是祸

人到中年,代谢率减慢,消耗的能量减少,维持肌肉的生长激素的分泌也减少了,肌肉慢慢自然萎缩,而肌肉恰好是会消耗能量的,即使安静的时候也能消耗能量。肌肉量减少,身体的能量消耗也就少了。加之运动量少了,也就减少了热量的消耗。而且中年时一般事业小有成就,生活安逸,导致了所谓的"中年发福"。

中年人的食物选择原则：①吃多种食物，品种多样化。平均每天最好能吃 20 种以上的食物，保证各种营养素的需要量。②主食摄入量在 300~500 克，应适量食用糙米、标准粉和其他杂粮。动物性食物的摄入量为 150 克左右。③蔬菜品种多样化，深色蔬菜、叶菜类要占 50% 以上。④每天食用 1~2 个品种的水果，摄入量为 200 克以上。⑤每周应食用 50 克以上的菌藻类食物和 200 克以上的坚果类食物。⑥多饮牛奶和水。保证饮水 1 200 毫升左右，牛奶保持每天 300 毫升左右。多喝白开水和茶水，少饮用含糖饮料。⑦每天食用一定量的坚果和大豆。⑧油脂每天摄入量为 25 克左右，减少动物油摄入，限制饱和脂肪酸和胆固醇的摄入，胆固醇每天摄入量不超过 300 毫克。⑨盐的摄入量要限制，最好平均每天在 6 克以下。

首先，中年人尤其应坚持锻炼。工作忙、压力大，免疫力往往就会下降，这个时候更需要通过锻炼来增强抵抗力。更重要的是体育锻炼可以为我们增加能量的消耗，帮助减肥。每天持续 30 分钟的有氧运动（推荐游泳、快走或慢跑），是非常好的健身方式。作为家中的"顶梁柱"，中年人的身体健康更是全家人幸福生活的保障。其次，在中国的人情社会,很多事都是餐桌上谈成的。餐厅饭馆里大油大盐的饮食固然美味,但高血压、高血脂等慢性病却和这种饮食习惯成正比。美味会增加食欲,无形中吃得多,增加了过多的能量的摄入,因而导致脂肪囤积,对新陈代谢已经减慢的中年人来说更是不利。应酬总会导致很晚休息,不规律的作息时间也容易导致发胖。因此,为了健康和瘦身,中年人应该尽量减少应酬。再次,有调查数据显示,超过七成的受访者有"中年危机感"。如果是工作环境和收入等客观因素所致,可以通过改变客观条件来解决,比如申请加薪或跳槽。如果是主观因素所致,则可通过调节自身状态来改善,比如调整生活习惯、主动社交等。尽量避免陷入"中年危机",以免引发压力性肥胖。

"人到中年必发福"的说法不科学(图 43-1),任何年龄阶段开始减肥和锻炼都不晚。所以,中年发福者应为了健康而切实行动起来,每个人从自身做起,完善饮食结构,少摄入高能量、高脂甜食及腌制食物,将蔬菜、水果及全麦食物作为饮食的主要部分,多参加户外活动,如骑自行车、游泳、舞蹈及球类运动等,养成受益终生的饮食及生活习惯尤其重要。

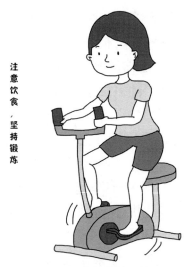

注意饮食，坚持锻炼

图 43-1　中年发胖不是福

44 千金难买老来瘦

俗话说得好:"千金难买老来瘦。"老年人一般泛指 60 岁及以上的人群。很多人发现随着年龄增长,身材也越来越胖,这是身体功能发生变化的原因。当进入老年之后,新陈代谢功能会减弱,很多食物吸收后转化为脂肪,堆积在身体内。年轻时,人们的活动量大,堆积的脂肪被消耗。但是人到老年后,新陈代谢减慢,脂肪无法消耗而困积,身体也就一天天发福。

据统计,超过 60 岁的男性,体重超过标准体重

11千克时,寿命会缩短25%。因此要想健康长寿,老年人还得注重保持好身材(图44-1)。但从另一方面讲,老年人由于牙齿脱落、胃肠消化功能减弱及其他脏器衰老等,需要保证充足的营养才能使身体各器官组织正常运转。

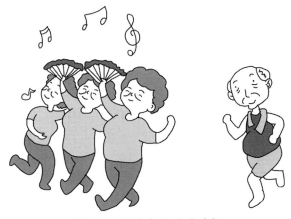

图44-1　健康身材,安享晚年

那么,老年人要怎样保持身材呢? ①应适当控制热量。老年人热量摄入过多很易发胖,所以要控制动物性脂肪的摄入,饮食宜清淡,食物要合理搭配,保证营养均衡,节制晚餐,只吃七分饱,决不暴饮暴食。②应适量轻盐。吃含盐过高的食物会造成水肿型肥胖,同时中老年人又易患高血压,所以为了减肥,更为了健康,中老年人每日盐的摄入量要控制在

5克以内,特别是有高血压和冠心病的患者要控制在3克以内,饮食一定要清淡为主。③应控制脂肪及胆固醇的摄入,努力将体重维持在标准体重左右,有利于健康,更可延长寿命。④保持优质蛋白质的摄入,常吃蛋、奶、豆制品。优质蛋白质主要包括动物性食物和豆制品。老年人应适当增加鱼类和鸡蛋的摄入量;牛奶中蛋白质的利用率高,每日可饮用250毫升,胆固醇水平高者可用脱脂牛奶或豆奶粉代替。⑤老年人还应注意保证摄入足够的碘、纤维素、钙质等。⑥保持身材的有效方法终归还是运动。适当进行体育锻炼,对调整和维持生理功能的平衡有良好作用,也是避免肥胖最有效的方法。锻炼方式应因人而异,有条件的可以打球、游泳,不方便的可选择打拳、散步、做操,老年健身操等也是很好的运动方式。如果实在做不到,可以饭后动一动。美国有相关的研究发现,日常生活的热量消耗比想象得还多。⑦老年人更要规律作息。老年人睡眠稍减,但也应尽量保持规律的作息时间,按时休息,保持愉快的心情,有利于身心健康。调节好心理平衡有助于顺利渡过更年期,同时应多学习更年期保健知识,消除思想顾虑,稳定情绪,注意劳逸结合及规律生活。

　　老年人是减肥人群中比较特殊的一类群体,年龄日渐增大,体力活动减少,家庭及社会的负担都很重,加上各项身体功能的降低,所以,老年人的减肥方法一定要注意健康,千万不能选择极端的减肥方法,不然不但减肥失败,还容易伤害身体健康,造成无法弥补的损失。因此,建议老年人在正规的医疗机构接受专业、规范的营养师的指导进行体重管理,从而达到健康长寿。

45 饮食男女,减肥有别

俗话说"男女有别",男性和女性由于先天体质不一样,减肥方法也存在差异,对症下药才能健康减肥。有调查显示,男性通常注重加强锻炼。虽然饮食摄取量的控制对于男性和女性同等重要,但更高比例的男性将加强体育锻炼作为其主要的瘦身策略。另一方面,调查中更高比例的女性选择通过更加健康的饮食来减轻体重。也就是说,同样的是控制饮食减肥,女性对控制食物的数量和质量都相当关注,而男性可能只是简单地少吃点,高强度运动来瘦身效果更好(图45-1)。

有研究证明,女性肥胖者远远多于男性。因为女性脂肪细胞的数量多于男性,而雌激素与脂肪的合成代谢有关。例如,产妇和长期口服女性避孕药的妇女更易发胖,其主要原因是雌激素水平升高,促

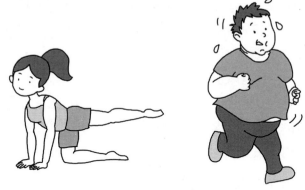

图 45-1 饮食男女,减肥有别

进了脂肪的合成增加。再者女性的活动量一般较男性少,热量消耗较少,从而易发生肥胖。另外,女性妊娠过程和更年期也是导致女性肥胖的重要因素,而且女性容易因生活压力或感情问题而搁浅减肥计划。因此,女性比男性更易肥胖。

男性新陈代谢率普遍比女性要高,肌肉组织比例高,所以男性即便是在休息时消耗的热量也要多于女性。而且男性的大脑更关注于解决问题,所以一旦发现减肥计划有了效果就会坚持,不会轻易放弃。为了拥有更苗条的身材,有些女性尝试各种减肥方法,甚至是缺乏科学依据的偏方,不但没减肥,反而伤害身体。男性多半会采取健康的方式,比如健身、运动等。所以,男性比女性更容易减肥成功。

男性和女性的减肥饮食不同。膳食调节可通过各种营养素的合理调配,从而达到减肥目的。医学专家认为,其实在一天内,少食多餐相对于多食少餐而言,前者更有利于减肥。因为不吃往往使空腹时间增长,一旦进食发胖的风险更大。少食多餐则相反,它使空腹时间缩短,不但可防止脂肪积聚,可帮助有效减肥,还有利于防病保健,增进身体健康。在食物摄入和营养素补充方面,男性和女性应该各有侧重,男性更要注重补充番茄红素以保护前列腺,补充复合维生素 B 以对抗压力,补充锌而对生育有益;女性则要多补充钙和维生素 D,更要补铁预防贫血。

　　男女减肥适宜的运动不同。男性和女性本身就存在身体上的差异,因此适合的运动方式也大不相同。男性更适合选择深蹲、跑步、动感单车、卧推、俯卧撑等,女性更适合选择练瑜伽、跳舞、跳绳、游泳等运动。选对方法,加上足够的努力,减肥将"事半功倍"。

　　男女减肥的部位也不相同。标准的身材取决于胸部、腰部、臀部等的比例。上身与下身的比例应为 5∶8,符合"黄金分割"定律。大腿围应在大腿的最上部位测量,大腿围较腰围小 10 厘米。上臂围应在肩关节与肘关节之间的中部测量。上臂围等于大腿围的一半。随着年龄增长,男性深睡眠阶段时间减少,由于睡眠质量差,激素的分泌会随之减少。激素的缺乏使体内脂肪增加并聚集于腹部,而且年纪越大影响越明显。女性对于由妊娠等因素导致的肥胖,多半喜欢采取节食的方式减肥,最终往往减肥未成功,却使胸部缩水,可谓得不偿失。了解标准身材,树立目标并付出行动有助于减肥。拥有"将军肚"的男性们除保持摄入总能量与消耗平衡外,并且要做锻炼腹部站立时宜收腹,再次要坚持体育锻炼,有一定量地加强腹壁肌群的活动。关键在于消耗腹部和肌肉内沉积的,要增强腰腹肌肉的力量,使腹腔内脏不致因腹壁肌肉薄弱或松懈无力而前突、下垂。这对体型的改善也实为重要。如正常参加些游泳、慢跑、爬山、体操以及进行有针对性的腹肌运动等,也是减少腰腹部脂肪,增强腹肌力量的有效方法。女性们减肥首先不能只重视速度,因为快速减脂会导致胸部急剧"缩水"并且难以恢复。想要让胸部保持健康,要尽量保证让体重匀速下降。最佳的减脂速度是每周 1~1.5 千克,否则健康将受到损害。

　　不管是男性还是女性,都应该采取科学、有效的方式,在专业营养师的指导下,养成良好的生活习惯,从而健康减肥。

第六篇
继发性肥胖患者的减肥良方

46 高血压患者减肥

高血压是指在未使用降压药且在静息状态下动脉收缩压和／或舒张压增高（≥ 140/90 毫米汞柱）。依据 2017 年美国心脏病学会／美国心脏协会（ACC/AHA）指南，我国高血压患病率已呈逐年上升趋势。高血压患者常伴有肥胖和糖代谢紊乱，以及心、脑、肾和视网膜等器官功能性或器质性改变。高血压是一种"生活方式病"，认真改变不良生活方式，限盐、限酒、控制体重，有利于预防和控制高血压。

有研究表明，控制体重比降压药对高血压患者更有效，肥胖高血压患者每减重 1 千克，其血压便会下降约 1 毫米汞柱。肥胖高血压患者通过限制热量摄入、增加合理有效的运动锻炼，使体重下降到轻度肥胖接近正常，对其血压的降低有明显的作用，且使用比平时剂量小的药物就可以很好地控制血压，胸闷、头晕等症状也明显改善,体力得到明显恢复。因此,在肥胖的高血压患者治疗中,首先应减重,以使高血压的治疗达到合理、有效的最佳水平。对于肥胖高血压患者来说,降压药的作用相对较小,减重能有益于血压的下降。除减重外,降压药中 β 受体阻滞药对肥胖患者的高血压疗效较好;可乐定及利尿药对肥胖患者的高血压治疗效果也很好;钙拮抗药和血管紧张素转换酶抑制药在肥胖高血压患者的治疗中对肾有保护作用,可改善胰岛素抵抗及抑制交感神经功能。上述药物有利于肥胖高血压患者的降压治疗。人体肥胖主要是由于全身皮下脂肪增多,体重增加,血容量也增加,使心脏负担加大、血管阻力增加,故易发生高血压。腹部脂肪聚集越多,血压水平就越高。男性腰围 ≥90 厘米或女性腰围 ≥85 厘米,发生高血压的风险是腰围正常者的 4 倍以上。

　　高血压患者应注意良好的饮食生活习惯。①控制能量的摄入。提倡吃复合糖类,如淀粉、玉米,少吃葡萄糖、果糖及蔗糖。②限制脂肪的摄入。烹调时选用植物油,可多吃海鱼,因其含有不饱和脂肪酸,能使胆固醇氧化,从而降低血浆胆固醇水平,防止高血压并发症。③适量摄入蛋白质。高血压患者每日蛋白质的摄入量以每千克体重 1 克为宜,可改善血管弹性和通透性,从而降低血压。高血压合并肾功能不全时,应限制蛋白质的摄入。④关键应限制盐的摄入量,多吃钾、钙含量丰富而钠含量低的食物(图46-1)。蔬菜和水果是钾的最好来源,如麸皮、赤豆、杏干、蚕豆、扁豆、冬菇、竹笋、紫菜、香蕉、橙子等。含镁丰富的食物如黑米、荞麦、麸皮、黄豆、木耳(干)、香菇(干)、白蘑、苋菜。⑤补充奶制品。奶制品是钙的主要来源,其钙含量丰富,吸收率也高。酸奶更有利于钙的吸收。⑥补充维生素 C,有助于高血压病的防治。橘子、大枣、番茄、芹菜叶、油菜、小白菜、莴笋叶、猕猴桃、苹果等食物含丰富的维生素 C。据报道,一天吃一次水果和蔬菜可使中风的危险性下降 6%,一天吃 5~6 份水果和蔬菜可使中风危险性下降 30%。⑦高血压患者也可以适度运动。运动能促进胃肠蠕动、预防便秘、改善睡眠、促进新陈代谢。高血压患者可以选择有氧运动,如散步、慢跑、打太极拳和游泳,这些都有利于减肥。运动强度因人而异。运动频率一般要求每周 3~5 次,每次持续 20~60 分钟即可,也可根据自己的身体状况、所选择的运动项目和气候条件而定。运动时若感觉不适,应立即停止。⑧高血压患者应杜绝饮酒;学会自我管理身体;定时服用降压药,自己不随意减量或停药,可在医生指导下及根据病情给予调整。条件允许时,可自备血压计并学会自测血压。定期监测体重,一般每2周称一次。经过减肥,肥胖者的高血压可明显减轻或正常,在降低血压的同时还可降脂、降糖,从而降低心脑血管疾病的危险。还要注意劳逸结合、坚持适度运动、保持情绪稳定、睡眠充足,以更有利于健康减重。

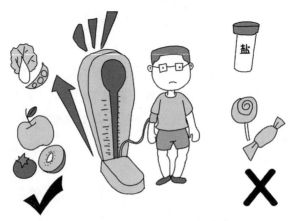

图46-1 高血压患者应低钠饮食

47 高脂血症患者减肥

高脂血症是指机体血浆中胆固醇和/或甘油三酯水平升高。由于胆固醇和甘油三酯在血浆中都是以脂蛋白的形式存在,严格地说,应称为高脂蛋白血症。高脂血症患者由于血浆中脂蛋白水平升高,血液黏滞度增加,血流速度缓慢,血氧饱和度降低,表现为倦怠、易困乏、肢体末端麻木、感觉障碍、记忆力减退、反应迟钝等，当出现动脉硬化或原有动脉硬化加重，导致细小动脉阻塞时，会出现相应靶器官功能障碍。目前已知高脂血症是代谢综合征的表现之一，是冠心病、高血压、脑卒中、脂肪肝等疾病的危险因素，其原发病除了人类自身遗传基因缺陷外，主要与饮食因素有关，肥胖、年龄、性别等也是重要因素。

高脂肪膳食可升高血脂水平，不同脂肪酸对血脂的影响也不同。高脂血症与脂肪总量、饱和脂肪酸（显著升高血浆胆固醇和低密度脂蛋白胆固醇的水平）、反式脂肪（如人造黄油，使低密度脂蛋白胆固醇水平升高，而使高密度脂蛋白胆固醇水平降低）、胆固醇摄入增加有关；而单不饱和脂肪酸（降低血清胆固醇和低密度脂蛋白胆固醇水平，升高血清高密度脂蛋白胆固醇水平）、多不饱和脂肪酸（降低血浆中胆固醇和低密度脂蛋白胆固醇水平，不会升高甘油三酯水平）、低碳水化合物、膳食纤维（可溶性膳食纤维比不溶性膳食纤维作用更强，前者主要存在于大麦、燕麦、豆类、水果中）可降低血脂。矿物元素镁、钙、锌、铬，一级维生素 C 和维生素 E 均有降脂作用，若缺乏可不同程度地影响血脂水平下降。

高脂血症患者饮食应注意：①宜进食富含膳食纤维的食物，如莜麦、玉米、燕麦等粗粮，因为膳食纤维可降低胆固醇的吸收,同时可延缓胃内容物的排空,增加饱腹感,防止肥胖。全天膳食纤维的摄入量应不少于30克。②多吃蔬菜和水果。保证每天摄入蔬菜400~500克,它们能降低血脂,促进胆固醇的排泄。③多摄入奶及奶制品(脱脂奶等)、豆类及豆制品、鸡蛋清、瘦肉等优质蛋白。④食用油宜选用植物油,如豆油,减少膳食脂肪的摄入量。肥胖、血脂异常及有高脂血症家族史者,脂肪摄入比例应控制在20%,每天胆固醇摄入量应小于300毫克,其中烹调油每天不超过25克,限制食用油煎炸食物。⑤喝茶,尤其是绿茶,具有明显的降血脂作用,可常饮用。⑥降脂食物有洋葱、大蒜、香菇、木耳、海带、紫菜、山楂、魔芋等。胆固醇含量高的食物如动物内脏(尤其是脑)、蛋黄、鱼子、螃蟹、蛤贝类等。⑦限制甜食、糕点、含糖饮料的摄入,还应戒烟、戒酒(图47-1)。

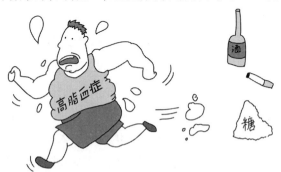

图47-1 高脂血症患者应远离烟、酒、糖

高脂血症患者防治肥胖需将控制饮食和加强体育锻炼相结合，维持能量摄入与能量消耗平衡，这是最有效、最经济、最安全的肥胖防治方法。一般健康人平均每日能量供给标准按每千克体重 30 千卡计算，并根据劳动强度、体重及其他因素调整。总之，蛋白质不能少，新鲜水果、蔬菜吃够量，少油、少盐、少糖，及时补充维生素。降脂遵循先调整饮食、运动，最后才用药的原则。高脂血症患者遵照科学、营养的膳食模式，养成良好的饮食习惯，在控制体重的同时，更能成功降低血脂。

48 冠心病患者减肥

　　冠状动脉粥样硬化性心脏病是指冠状动脉硬化使管腔狭窄或阻塞导致心肌缺血、缺氧而引起的心脏病，和冠状动脉功能性改变（痉挛）一起统称为冠状动脉性心脏病，简称冠心病，亦称缺血性心脏病。冠心病分隐匿型、心绞痛型、心肌梗死型、心力衰竭和心律失常型、猝死型。冠心病的危险因素包括总胆固醇、甘油三酯、低密度脂蛋白胆固醇水平升高，以及吸烟、超重和肥胖、久坐少动的生活方式。其实，有许多疾病是可以通过膳食和生活方式进行调控的，膳食营养因素无论是在冠心病的发病还是防治方面都具有重要作用。

冠心病是全球病死率最高的疾病之一。许多资料表明,肥胖会导致冠心病的发病率增加。专家以超重 35% 为标准进行比较发现,冠心病中肥胖者和体瘦者分别占 49.2%、10.1%,多数患者为先发生肥胖,7~8 年后发生冠心病。这是因为肥胖者摄入了过多的热量,在体重增加的同时,心脏负荷增加。而喜食高热量的饮食习惯,使胆固醇、甘油三酯和血压水平升高,促使冠状动脉粥样硬化的形成和加重。肥胖者的心脏周围有大量脂肪堆积,使心脏的收缩和舒张受到影响,长此以往易继发心绞痛、心力衰竭等;且脂肪会沉积在血管壁,造成血管弹性下降,引发堵塞。据统计,在肥胖者中,冠心病发病率较正常人高 2~5 倍。有研究发现,体重降低 10%,冠心病的危险性降低 20%。由此看来,肥胖者的心脏实在是危机四伏,真应提高警惕,及时防治。

冠心病患者应保持能量摄入与消耗的平衡,控制总热量,增加运动,对于体质指数(BMI)大于 24 千克 / 平方米的患者应当控制体重,具体如下。①食物多样、谷类为主,多吃粗粮,粗细搭配。②限制甜点、各种糖果、冰淇淋、巧克力、蜂蜜等的摄入。③适量吃瘦肉、鸡肉,少吃肥肉和荤油及煎炸食品,减少肥肉、动物内脏及蛋类的摄入。④增加不饱和脂肪酸含量较多的海鱼、豆类的摄入。⑤经常吃奶类、豆类及其制品。奶类除含丰富的优质蛋白质和维生素外,含钙量较高,且利用率较高,是天然钙质的较好来源。缺钙可以加重高钠引起的血压升高,因此冠心病患者要常吃奶类,以脱脂奶为宜。大豆蛋白含有丰富的异黄酮、精氨酸等,多吃大豆制品可对血脂产生有利的影响,具有降低血清胆固醇水平和抗动脉粥样硬化的作用。每天摄入 25 克或以上含有异黄酮的大豆蛋白,可降低心血管疾病的危险性。⑥限制钠的摄入量可以降低冠心病和脑卒中的危险性。盐的摄入量每人每天以不超过 4 克为宜。⑦通常认为少量饮酒(指每日摄入酒精 20~30克,或白酒不超过 50 克),尤其是葡萄酒,对冠心病有保护作用,但不提倡用饮酒来提高血清高密度脂蛋白胆固醇水平而作为冠心病的预防措施。⑧蔬菜和水果中含有大量的植物化学物质、多种维生素、矿物质、膳食纤维等,每日应摄入 400~500 克。提倡冠心病患者多吃新鲜蔬菜和水果,以提高膳食中钾及维生素的含量,降低血压水平和预防心律失常。另外,被誉为"国饮"的绿茶可以降低冠心病的发病风险。⑨冠心病患者也可以适量活动。运动可以帮助身体改善心脏功能,但不宜剧烈运动。如果运动量过大,可能引起心绞痛,甚至诱发心肌梗死、心力衰竭等。因此,运动时应根据自我感觉及运动后每分钟心率来掌握运动量。效果比较好的运动项目包括散步、慢跑、瑜伽、爬楼梯、原地跑、游泳、跳舞、健身操等。通过有氧运动，可减少皮下脂肪的堆积，促进消化和循环。最佳的运动时间应在晚餐前的2小时。对于冠心病患者来说，控制能量平衡是关键（图48-1）。

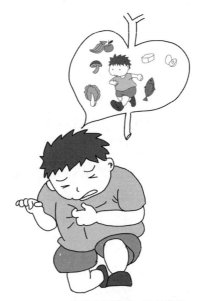

多吃水果蔬菜，适当锻炼

图48-1　冠心病患者控制能量平衡

冠心病患者应长期坚持、持之以恒、循序渐进地运动，这样才能有利于减肥；并坚持按医嘱服药，定期复查，每 2 周监测一次体重，科学健康地保持理想体重。

49 糖尿病患者减肥

　　糖尿病是由多种病因引起的、以慢性高血糖为特征的代谢紊乱性疾病。80% 的糖尿病患者有肥胖的病史。我国的调查资料显示，超重和肥胖者糖尿病的患病率是非肥胖者的 5 倍。超重和肥胖者均有高胰岛素血症和胰岛素抵抗。除了肥胖，还有遗传因素、年龄、不合理的饮食结构（引发胰岛素抵抗）、吸烟、运动减少（体力活动减少是肥胖发生的原因，也是发生胰岛素抵抗和糖尿病的重要因素）等病因。病情严重或应激时可发生急性代谢异常，如酮症酸中毒、高渗性昏迷等严重并发症。糖尿病分为胰岛素依赖型（1 型）和非胰岛素依赖型（2 型）。糖尿病患者在减肥的同时，应提供恰当的营养支持，注重血糖控制的重要性，保持血糖浓度尽可能接近正常，并减少或治疗慢性并发症。

　　糖尿病患者通过健康饮食和运动，从而改善营养，保持理想代谢值。在限制总能量、合理搭配下，饮食计划应注意以下原则。①品种多样化，以满足机体对各种营养素的需求。②强调个性化方案，根据病情特点，在不违背营养原则的条件下，选择食物与烹调方法尽量顾及患者的饮食习惯，提高可操作性和依从性。合理控制能量是糖尿病营养管理的首要原则。根据患者体型和体力活动决定每日能量供给量（表 49-1）。

表 49-1　糖尿病患者每日能量供给量

单位：千焦（千卡）/ 千克

体型	卧床	轻体力劳动	中体力劳动	重体力劳动
消瘦	105（25）	146（35）	168（40）	188（45）
正常	83（20）	126（30）	146（35）	168（40）
肥胖	63（15）	105（25）	126（30）	146（35）

一般成年糖尿病患者的饮食生活原则为少食、多餐、多动，具体应注意以下 5 点。①每日碳水化合物摄入量为 200~350 克，相当于主食 250~400 克。碳水化合物供给量占总能量的 45%~60% 为宜，不宜超过 65%。增加粗制谷类、杂粮、干豆等传统低升糖指数的食物的摄入，有助于改善糖尿病患者的糖脂代谢和体重控制。②摄入富含膳食纤维的全谷类、豆类，膳食纤维每日摄入量为 25~35 克。限制脂肪总量（小于 30% 总能量）和饱和脂肪的摄入量，植物性脂肪应占脂肪总摄入量的 40% 以上。烹调油每日限量为 25~30 克。蛋白质占总能量的 10%~20%。为避免引发糖尿病肾病，蛋白质供能比例不应大于 20%。若有糖尿病肾病，蛋白质摄入量

应降至每日每千克体重 0.6~0.7 克。处于生长发育阶段的儿童患者可按每日每千克体重 2~3 克计算，或按蛋白质摄入量占总热量的 20% 计算。③增加抗氧化的营养素，如维生素 C、维生素 E 及 β 胡萝卜素的供给，减少糖尿病患者的氧化应激损伤。维生素 B_1、维生素 B_2、维生素 B_6、维生素 B_{12} 对糖尿病多发性神经炎有一定的辅助治疗作用。锌、铬等对于促进胰岛素的合成与敏感性有一定的作用。④三餐能量按 1/3、1/3、1/3 或 1/5、2/5、2/5 的比例分配。在体力活动量固定时，饮食定时、定量。每餐要主副食搭配，餐餐都有碳水化合物、蛋白质和脂肪。注射胰岛素或易发生低血糖者，要求在三餐之间加餐，加餐量应从正餐总量中扣除，做到加餐不加量。在总能量范围内，适当增加餐次有利于改善糖耐量和预防低血糖的发生。⑤熟悉常见的升糖指数低的食物。食物升糖指数是衡量某种食物或某种膳食组成对血糖浓度影响的指标。升糖指数高的食物或膳食，进入胃肠后消化快，吸收完全，葡萄糖迅速进入血液；反之则表示食物在胃肠停留时间长，释放缓慢，葡萄糖进入血液后峰值低、下降速度慢。富含碳水化合物的食物，按照升糖指数（glycemic index，GI）的高低分为 3 类：低 GI 食物，GI 小于 55%；中 GI 食物，GI 为 55%~70%；高 GI 食物，GI 大于 70%。⑥糖

尿病患者应选择合适的运动方式。例如走路,以不疲劳为宜。每周走 3 次,可将糖尿病的发病概率降低25%;每周走 4 次,糖尿病的发病概率降低 30%;每周走 5 次,糖尿病的发病概率降低 45%。走路比不走路可使糖尿病的发病概率降低 30%(图 49-1)。

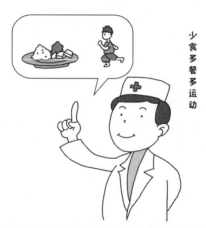

图 49-1 糖尿病患者应少食、多餐、多运动

总之,有肥胖症和并发症的糖尿病患者,应控制并减轻体重,对并发症进行管理,从而控制病情,预防和延缓并发症的发生和发展,坚持控制饮食及适度运动,提高生活质量。

50 阻塞性睡眠呼吸暂停综合征患者减肥

阻塞性睡眠呼吸暂停综合征(OSAS)是指每

晚平均 7 小时睡眠过程中,呼吸暂停反复发作次数 ≥ 30 次,或者睡眠呼吸暂停低通气指数 ≥ 5 次 /小时并伴有嗜睡等临床症状。阻塞性睡眠呼吸暂停综合征(OSAS)是一种常见疾病,以反复上气道阻塞导致的低通气为特点,同时伴睡眠中频繁觉醒,常导致睡眠片断化,严重者可导致死亡。该病患者主要表现为睡眠时打鼾并伴有呼吸暂停和呼吸表浅,夜间反复发生低氧血症、高碳酸血症和睡眠结构紊乱,其主要的靶向损害表现在心脑血管和代谢相关系统。近年来不断有证据显示,睡眠障碍可能是造成肥胖症的重要病因之一,而肥胖症也可以导致其他睡眠相关的疾病,约有 50% 的阻塞性睡眠呼吸暂停综合征患者表现为肥胖。

阻塞性睡眠呼吸暂停综合征多发生于肥胖人群,肥胖本身可引起胰岛素抵抗,是除年龄、性别、肥胖、吸烟、酗酒、心脏疾病、肾脏疾病及精神因素以外可引起高血压的一个独立危险因素。大量研究证据已证实,在任何年龄组,肥胖是阻塞性睡眠呼吸暂停综合征的最重要的独立危险因素,体重改变可直接影响其严重程度。

阻塞性睡眠呼吸暂停综合征患者的饮食和运动应注意以下几点。①适当吃一些粗粮和薯类,不但能预防便秘,还能延缓食物的吸收,增加饱腹感,起到减肥的作用。②尽可能少吃或不吃糖果、点心等甜食，以及冷饮、肥肉和含油脂多的煎炸食物等。③每天保证摄入瘦肉类、鱼虾类、奶类、豆类及豆制品，量不宜多，这样既可以保证优质蛋白和钙的摄入，又不至于给机体造成负担。④补充蔬菜和水果。平均一天的蔬菜摄入量应保证6两至1斤，颜色鲜艳的蔬菜要占一半以上。加餐时可吃一些水果，200克左右为宜，这样不仅会产生饱腹感，而且还能供给充足的无机盐和维生素。⑤早餐吃好，中餐吃饱，晚餐吃少。早餐应该包括4种食物，如主食、蔬菜、水果及肉蛋奶豆类食物。晚餐要注意做到少、素、早。"少"即晚餐量要少，主要是要限制主食和油类食物。"素"是指尽量少吃肉类食物等动物性食物，烹调采用拌、蒸、煮、炖等用油少的烹调方法。"早"是指晚餐时间尽量控制在晚上7点以前。少食多餐，避免暴饮暴食。⑥细嚼慢咽有助于消化液的分泌和控制食欲，使食物充分与胃液混合，有利于营养素的吸收。进餐时间每次不少于15分钟。吃得太快容易造成实际摄入量大于实际需要量，久之即会引起肥胖。进餐顺序也相当重要。进餐时，可以先吃少量新鲜水果，或喝一小碗清汤，再吃蔬菜、肉类及主食，这样可以减少进食量。在此过程中，应保证蛋白质、必需脂肪酸、矿物质、维生素和膳食纤维等合理摄入及适宜的分配比例,即坚持平衡膳食的原则。
⑦还应该适当锻炼,使患者的能量代谢处于负平衡
状态,即一方面降低能量的摄入量,另一方面增加能
量的消耗量。做适合自己的有氧运动,如散步、骑自
行车、打太极拳、爬楼、跳舞等,以及力所能及的家务
劳动,但不宜过度疲劳。

　　总之,阻塞性睡眠呼吸暂停综合征患者应建立
良好的生活方式,这是预防肥胖的主要方法。平时
还要注意坚持运动,保持充足的睡眠,不要熬夜,不
可轻信广告而乱服用减肥药。减肥过程中不宜急于
求成,更不能走极端。减肥幅度不宜过大、过快,以
每个月减少 1~2 千克为宜,匀速减少食量(图 50-1)。
建议每天监测体重,并记录下来,以便调整当日的饮
食和运动量。

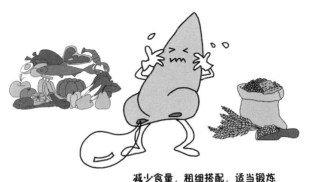

减少食量,粗细搭配,适当锻炼

图 50-1　阻塞性睡眠呼吸暂停综合征患者应减少食量

51 多囊卵巢综合征患者减肥

多囊卵巢综合征（polycystic ovarian syndrome, PCOS）是一类妇科常见内分泌疾病，以雄激素过高的生化或临床征象、持续的无排卵状态、卵巢呈多囊样改变为特点，常伴有胰岛素抵抗和肥胖。临床上常伴有月经稀少、不孕、多毛和肥胖等症状，双侧卵巢呈囊性增大，女性内分泌出现紊乱。50%的多囊卵巢综合征患者表现为肥胖。尽管多数患者以不孕和月经异常就诊，但有研究表明，多囊卵巢综合征患者的远期并发症如心血管疾病的发生率远远高于正常人群。

多囊卵巢综合征患者的肥胖特点：甘油三酯在脂肪细胞中过多堆积，表现为男性特征的脂肪分布，即上半身脂肪堆积，内脏脂肪沉积，腰臀比增加。与之相伴的是体内内分泌紊乱，具有胰岛素抵抗、向心性肥胖、血脂紊乱及高雄激素血症等表现。早期发现并及时干预这些内分泌紊乱的表现，将有利于降低发生心血管疾病的远期风险。

相关调查显示，不良的生活习惯及心理情绪将会直接影响女性内分泌系统的稳定性，从而发生多囊卵巢综合征的相关症状。不良生活习惯包括：①饮食上无规律，过度节食或暴饮暴食。②作息不规律,经常性熬夜或通宵上网、玩手机等;运动有限,参与运动的时间少、频率低。③生活压力较大,导致出现失眠、焦虑等不良情绪。④环境污染,如工业废气排放、厨房油烟、一次性塑料制品的使用等,也是多囊卵巢综合征发病的高危因素。青春期女性若贪食、偏食易发生多囊卵巢综合征,故多囊卵巢综合征可能是青春期的延续及扩大,其中最主要的原因是青春期的生理性胰岛素抵抗。由于环境、饮食、精神紧张等原因发展为病理性胰岛素抵抗,一直持续到育龄期,这成为多囊卵巢综合征发病的一个重要原因。

多囊卵巢综合征患者应平衡膳食,保持良好的情绪。①以维生素含量高的清淡型食物为主,多吃水果、绿色蔬菜。不食用刺激强烈的辛辣食物,忌食过于油腻的食物。②在接受药物治疗期间,需多做有氧运动(如慢跑、快步走、游泳、爬楼梯等),降低体内脂肪量,增强机体的原有功能。每周锻炼4天以上,每次锻炼1小时左右,确保锻炼有效,以达到控制体重、增强身体免疫力的效果。③还应保证膳食平衡,食物多样化。鱼、肉、蛋、牛奶、蔬菜、水果、豆制品等搭配食用。胆固醇的每日摄入量不得超过300毫克,即每日食肉量限制在75~100克,鸡蛋1个,青春期可加倍)。食盐每日不超过10克。少吃糖,每日不可超过 50 克。食用油选用植物油或动植物油、鱼油的混合油为佳,比例为 1:1:1。少吃烧烤类食物。④多囊卵巢综合征患者应保持心理平衡。心理学发现,一个人在大发雷霆时,身体产生的压力激素足以让小鼠死亡。因此"压力激素"又称"毒性激素"。如果人是快乐的,大脑就会分泌多巴胺等"益性激素"。益性激素让人心绪放松,可使人体各项功能互相协调平衡,促进健康。⑤适度运动。据研究,快步行走 1 小时的能量消耗相当于静坐 1 小时的几十倍。适度运动减少体内脂肪既快速又安全。运动可以促进能量的消耗,只要是每天运动消耗的能量多于每天饮食摄入的能量,就能起到减肥作用。但是运动减肥必须因人而异,坚持循序渐进的原则,并持之以恒,才能使体重逐渐减轻。

总的来说,多囊卵巢综合征的女性患者必须坚持积极向上的生活习惯,保持心情愉悦,尽可能消除心理障碍。对生活方式进行科学调整,改变不良的生活习惯,保持良好的饮食习惯,平衡膳食,适当运动,在增强自身体质的同时,科学减重(图 51-1)。

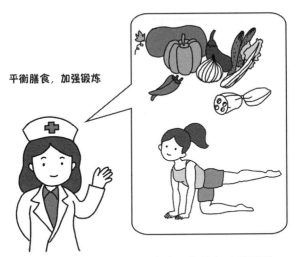

图 51-1　多囊卵巢综合征患者应平衡膳食，加强锻炼

第七篇

科学减肥，避免误区

52 误区一：戒主食减肥

　　主食指富含淀粉的谷薯类食物，如大米、小米、玉米、红薯、土豆、山药之类的食物，其主要成分是碳水化合物。近年来，不吃主食的低碳水化合物减肥法在网上流传甚广，并被冠以"科学"的名号。很多人被这类方法的神奇减重效果所吸引，更有时尚杂志调查显示，因为担心长胖，60%的白领女性每天摄入的主食不足 250 克。然而，吃主食就一定使人发胖吗？看看世界范围内，欧美各国的人们较少吃主食，可是他们却比大部分每天吃主食的日本人、韩国人及东南亚国家的人们都要胖。所以，发胖和吃主食之间其实并没有什么必然联系，而是与食物的热量、血糖生成指数、胃排空时间有关。

　　【经典问答】

　　问：不吃主食能减肥？

　　答：错。

人们根深蒂固的思想里,总觉得不吃主食、只吃菜是减肥绝招。但一些杂志上提倡的不吃主食减肥,其实说的是一种低碳水化合物减肥法,指严格限制碳水化合物(如米、面等主食),甚至蔬菜、水果,但可自由摄取富含蛋白质和脂肪的食物的一种方法。低碳水化合物减肥法曾风靡一时,它能在短期内更快地降低体重,但这只不过是由于大量的水和盐从尿中排出。严重缺乏碳水化合物会造成摄入的脂肪氧化不全而产生过多的酮体,引发高酮血症,导致高尿酸血症、痛风、骨质疏松症或肾结石等。而且如果不注意吃菜的方式,同样会摄入大量脂肪并囤积在体内。再者,长时间高脂肪、低碳水化合物的膳食将会抑制胰岛素排泌,降低胰岛素的敏感性,增加糖尿病的患病风险。所以只吃菜、不吃主食减肥显然并不可取。

　　问:吃精细米面不利于减肥?

　　答:对。

　　随着科技发展,食物日益精细,人们总认为精致细软的食物由于利于消化而更利于健康。其实不然,西方国家有营养学家提倡"无谷物饮食",但其实并不是让人们不吃碳水化合物食品,而是鼓励人们不要执着于精白米和精白面做的主食。因为只有淀粉类食物,才能有更好的饱腹感、血糖生成指数低

（GI 衡量食物引起餐后血糖反应的一项有效指标）及预防慢性疾病，还能提供更多的营养素和抗衰老成分。研究发现，那些柔软精细的面包蛋糕、饼干、甜点、甜饮料，都属于让人吃了不容易饱，吃过之后又容易饿的食物，因为这类食物通常胃排空时间短、血糖生成指数高。它们不仅营养价值低，还让人很难控制食欲，对控制体重不利。流行病学研究发现，和经常吃粗粮的人相比，吃精白谷物多的人，随着年龄增长体重更易增长。

【小贴士】

1. 主食结构要合理。健康地减肥，要减少的只是油脂、甜食和精白粮食，而不是拒绝一切含碳水化合物的食物。生命所需的营养素，一种也不能少，甚至还要增加，才能促进脂肪的分解。俗话说得好："早吃好，午吃饱，晚吃少。"这不仅有利于健康，更有利于减肥。合理地安排三餐，早餐要吃好，能提供足够的能量以保证工作和学习效率；中午要吃饱，可以保证下午的工作效率及晚上不那么饿；晚餐要少吃，而且尽量不要吃油炸、重口味的高热量食物。合理选择主食，可以减少每餐的能量，又能增加营养素的供应，同时还不会带来饥饿感。采取这样的主食策略，才能做到有益无害（图 52-1）。

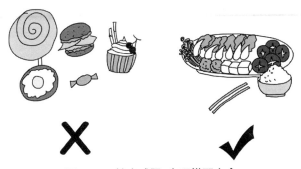

图52-1 健康减肥，合理搭配主食

2. 主食品种选择多，应注意粗细搭配。吃同样分量的食物，如果把米饭换成粗粮，效果大不相同。有研究表明，用淀粉、豆类、薯类替代精白米面，可以大大提高饱腹感。从营养学角度来说，粗粮做的主食按同分量计算，所含的维生素 B_1、维生素 B_2、钾、镁等营养素，都高于白米饭。需要注意的是，多吃含有各种粗粮、豆类、坚果、种子、水果干等食物的粗粮粥，不仅可增强饱腹感，还能帮助人们控制调节血糖、血脂等。不过，不同的人群食用粗粮粥要注意在基本配方的基础上调整配料。

3. 主食忌油炸。减肥期间主食宜蒸煮，尽量避免油炸煎炒等方式，如各种含油脂高的烧饼、油条、油饼、麻团、炸糕等。因为加了油、盐、糖的主食都会促进食欲，不仅含有较高的能量，而且维生素和矿物质含量低，不利于减肥。总之，主食要吃够量，多样化,少加油,重搭配,护营养,方能健康又美丽。

53 误区二:戒晚餐减肥

很流行的一个减肥方法就是不吃晚饭。那么不吃晚饭到底好不好呢？这个问题还有一些争议,有些人认为不吃晚餐是健康减肥的行为,因为佛家就有"过午不食"的说法。其实真的不必纠结,因为那些先入为主的观念恰恰是错的。如果没有晚餐,即使中午吃了很多,午餐的消化和吸收也基本会在傍晚18点完成。到次日早餐之间长时间的空腹,会让身体认为在闹"饥荒",从而进入"饥饿状态",饮食摄入的热量将更容易被转化为脂肪并储存,这就与减肥背道而驰了。再者,长期不吃晚饭容易导致低血糖、失眠、与胃相关的疾病等,甚至会降低免疫力,导致身体出现不适症状,如精神不振、乏力、头晕等,严重影响到身体健康。由此可见,不吃晚餐非但不能减肥,反而得不偿失。因此晚餐是要吃的,只是不能吃得过晚、吃得过荤、吃得过饱、吃得过于随便。

【经典问题】

问:过午不食是健康减肥？

答:错。

在古代,由于粮食的数量和品种不多,加上晚间几乎没有什么活动,人们常常提倡"过午不食"。而如今,生活节奏加快,工作强度加大,夜生活颇为丰富,"过午不食"是不相容也不合适的。对于减肥人士,真正应该做到"晚吃少"。这里所说的"吃少"是少吃,并不代表不吃。人的身体健康依靠的是每天从食物中摄取的营养。尤其长夜漫漫,饥饿导致"胃不和,卧不安"。长期不吃晚餐,胃会变扁,非常容易患消化系统疾病及低血糖等,严重时将危及生命。

问:晚餐长期吃单一食物不利于减肥?

答:对。

很多爱美人士选择用单一的减肥食物(如黄瓜、西红柿、麦片等)代替晚餐,认为这样既能减少热量的摄入,又能补充维生素,可谓一举两得。其实不然,这些单一的减肥食物不能提供满足身体需要的足够蛋白质、维生素 B、维生素 A、维生素 D、维生素 E 和维生素 K 等。因此用单一的减肥食物来代替晚餐,长此以往可能会造成营养不良。再者,水果含糖量高,吃多了一样可以转化为脂肪,使体重增加。最后,有些食物是不适合空腹食用的。因此,如果选择简单的减肥食物代替晚餐,也应尽量多样化并保证营养均衡。

【小贴士】

1. 注重晚餐的质量。晚餐的食材,大多数情况下不宜油腻。肥美的牛排、红烧肉其实不太适合晚餐时吃。如果实在喜欢，只可偶尔大快朵颐，或者吃一点，添点味道就好了。如果换成清炖鸡、清蒸鱼、水煮牛肉、白灼虾之类，脂肪含量会少得多，但因为蛋白质含量非常高，晚餐时也不宜吃太多。相比之下，倒是那些早餐和午餐不容易吃到的食材，更值得加入到晚餐中。

2. 注重晚餐的数量。晚餐的食物一定要易于消化，并且饱腹感强。早上人们很少吃蔬菜；中午因为在外就餐，或者匆忙制作，通常也很难吃到足够的蔬菜。如果晚餐再完全不吃蔬菜，那么一天中蔬菜的摄入量就会少得可怜，没法满足一日 500 克蔬菜的健康目标。另外，人们平时在早餐和午餐时很难吃到粗粮，晚餐时就可以把这些对预防多种疾病非常有益的食物补齐，用它们替代白米饭、白馒头，既能提高饱腹感，又能变换口味，带来新的饮食乐趣。而肉类、鱼类等最好不超过 50 克。适量的蔬菜、水果加少量肉类是不错的选择，烹饪方式应避免煎炸，宜蒸煮。晚餐不能过饱，具体吃多少依每个人的身体状况和个人的需要而定，以自我感觉不饿为度。

3. 注意晚餐时间。晚餐的时间最好安排在晚上 6 点左右，尽量在晚上 7 点以前。晚上 7 点之后最好不再吃东西,饮水除外。并且晚餐后 4 小时内不要就寝,这样可使晚上吃的食物充分消化。晚餐吃得太晚容易患尿路结石。据测定,人体排尿高峰一般是在进食后 4~5 小时。如果晚上 8、9 点钟才进食晚餐,那么排尿的高峰便在凌晨零点以后,尿液潴留易形成结石。

总的来说,晚餐宜早不宜迟,宜少不宜多,宜素多荤少,忌食过油、过甜的食物,少吃高蛋白食物(图 53-1)。

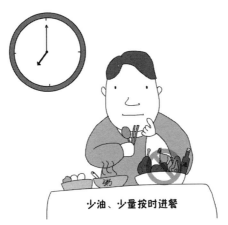

少油、少量按时进餐

图 53-1 晚餐应少油、少量,按时进餐

54 误区三:酵素利减肥

近年来,肥胖人数与日俱增,而为了减肥,人们

可谓"八仙过海，各显神通"。于是冒出了很多新兴事物，尤其酵素减肥更是炒得火热。越来越多的商家都打着"植物酶减肥""酵素排毒"的旗号，号称"无毒、无副作用""天然安全"……然而，酵素究竟为何物，对减肥排毒有用吗？

实际上，酵素并非什么新事物。学过中学化学的人可能都知道有个词叫作"酶"。酵素，就是"酶"这个中文规范名词的另一种翻译。酶是生命活动中不可缺少的催化剂。我们的身体内时时刻刻都在进行着不计其数的生化反应，绝大多数都需要酶的参与。任意一种酶的缺乏，都会影响身体的正常运转，严重时就会表现出症状。一些广告宣称酵素是一种氨基酸，能帮助人们直接燃烧脂肪，这是典型的概念错误。氨基酸是小分子物质，加上不常见的、特殊的氨基酸，总共也就二十几种。每一种氨基酸的分子结构及其能够发生的反应，在生物化学的教科书中都可以查到，没有一种氨基酸能够"燃烧脂肪"。所以科学地讲，服用酵素并不一定能达到减肥效果。

【经典问答】

问：酵素让人越吃越瘦？

答：错。

各大媒体争相报道"酵素让人越吃越瘦"，称酵素能分解、排出肠道和体内的毒物，促进沉积的脂肪大量分解,促进新陈代谢并调整内分泌,消除内分泌失调引起的肥胖。酵素能在特定的构型下与脂肪分子结合,然后发生进一步的反应,最终把脂肪变成二氧化碳和水。酵素变性之后催化能力就下降了。如果变性部分过多,就完全失去了活性。能够导致酶变性的因素非常多,比如温度、酸碱度、盐浓度等。而那些作为减肥或者美容产品的"酵素"是口服的。即使它们在天然构型下具有燃烧脂肪的作用,吃到肚子里也就完全是另一回事了。因为人体消化液中的蛋白酶可以攻击任何蛋白质,直至将蛋白质切为碎片,也就不再具有活性。所谓酵素减肥,实际上还是"节食减肥"的老套路,通过减少能量摄入而瘦下来的。所以酵素能变瘦的说法并不成立。

问:"清脂酵素"是减肥"战斗机"?

答:错。

生物学理论认为有一部分蛋白质,对于蛋白酶的攻击具有一定的抵抗力。经过了蛋白酶的连续打击,多数分子阵亡之后,能有一小部分活着进入血液系统。有人宣称所谓的"清脂酵素"就是如此功能强大的减肥"战斗机",主要是排出体内毒素,促进新陈代谢,清除体内废物,维持肠道益生菌的作用。还有些广告词写得更神乎其神,号称能促进细胞再生、净化血液、抗菌消炎、平衡免疫系统和抗癌,这些本来就很难衡量具体效果的词汇,很难有准确的定义,甚至可以说绝大多数的蔬菜、水果都有这些功能。要知道,任何一种蛋白质被发现,都会引起生物化学界的巨大关注。迄今为止,还没有听说有这样的发现。科学界没有发现,而商品推销中却出现了,也就只能"仁者见仁,智者见智"了。

【小贴士】

1. 选择正规厂家的酵素。人体内存在大量的酶,其种类繁多,截至目前,已发现 3 000 种以上。而人们为了保健,选择酵素产品时,切记一定要选择正规厂家、正规渠道的产品才好。有些人选择自制酵素,以为这样会更安全,其实自制的水果酵素是不靠谱的,在制作过程中让有益菌生长的同时,其他的病菌也会大量繁殖,对于人体健康存在隐患。同时,一般为了考虑口感等因素,自制酵素过程中会放入较多的糖,导致自制的酵素一般含糖量都比较高,并不适合减肥。所以,如果需要食用酵素,也应该购买正规产品。

2. 酵素不宜长期使用。很多酵素具有所谓的"排毒减肥"功能,其实是产品里面含有决明子、番泻叶等成分,这些成分对高血脂、脂肪肝的人有一定的作用,但是长期服用会造成电解质紊乱、蛋白质缺乏,人的肠道失去自我律动的能力,蠕动能力差,会造成消化不良(图 54-1)。

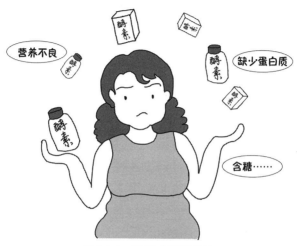

图 54-1 酵素减肥需谨慎

3. 酵素易致不孕。未生育的女性长期服用所谓的"排毒"产品,还可能因为脂肪含量不足而导致无法成功受孕,生育时也可能因为体质太弱、营养不良、贫血而使得胚胎失去活力,从而导致不孕不育。因此育龄妇女应慎用酵素。

55 误区四:啤酒喝不胖

炎炎夏日,胖子们总喜欢约上好友谈笑风生、喝啤酒吃夜宵,还常自欺欺人地说:"反正啤酒喝不胖。"更有所谓的"专家"称喝啤酒能减肥:因为喝啤酒能有效地减少脂肪的摄入,又可增加饱腹感;还因为啤酒含大量优质膳食纤维,可携带吃进胃肠的脂肪一起从大便中排出,从而减少脂肪的吸收;更因其所富含的维生素 B、稀有矿物质能增进基础代谢,加快体内脂肪和能量代谢,从而达到减肥效果。然而,啤酒真的如此神奇吗? 人们常说啤酒不含脂肪,无论怎么喝都不会胖。然而啤酒的酒精度数虽然不高,但是酒精的能量系数却很高,1 克酒精能产生 7 千卡能量。所以喝啤酒其实易长胖,减肥者最好能敬而远之(图 55-1)。

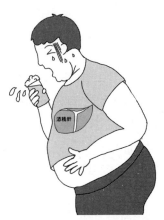

图 55-1　减肥期间远离啤酒

【经典问答】
问:"啤酒肚"是喝出来的吗?

答：错。

在 21 世纪，广大男性争相发福，我们经常看见很多人腆着大肚子，人们常称为"啤酒肚"。很多人想当然地认为啤酒喝多了才会长"啤酒肚"，但事实上，"啤酒肚"和喝啤酒并无直接的关系。欧洲酿酒协会宣布，将会在新生产的啤酒包装上标明所含的热量，目的是用实际行动破除"啤酒肚"的谣言。每100 毫升威士忌为 245 千卡，红酒为 82 千卡，啤酒46 千卡。

那么"啤酒肚"到底是怎么来的？"啤酒肚"其实就是体内过量的脂肪在腹部堆积的表现，形成"啤酒肚"的原因有很多，巨大压力下的糖皮质激素分泌紊乱、高脂和高糖的不良饮食习惯、久坐办公而缺乏运动等，均是造成"啤酒肚"的原因。大部分人可能认为"啤酒肚"只是影响外观而已，并无大碍。但是，世界卫生组织认为，腹部肥胖很可能成为危险的健康杀手。目前已证明有 15 种以上导致死亡的疾病与腹部肥胖有直接关系，其中包括冠心病、心肌梗死、脑栓塞、乳腺癌、肝肾衰竭等。

问：青少年喝啤酒不伤身体？

答：错。

高中甚至初中的孩子们聚会时总喜欢喝点啤酒。虽然啤酒中的乙醇含量不高，但是大量饮用后，同样会因摄入过多的乙醇而危害身体健康。另外，长期大量喝啤酒还会使血液中铅的含量增加，血铅水平的增高会直接对身体健康造成伤害，特别是会影响青少年的成长和发育。如果无节制地过量饮用啤酒，体内累积的酒精就会损伤肝功能，增加肾的负担，心肌组织也会出现脂肪细胞浸润，致使心肌肥厚、心室体积扩大、心脏增大，形成"啤酒心"。因此营养学家建议：每人每天饮啤酒不应超过 1.5 升。

【小贴士】

1. 啤酒易伤身。如果过多饮用啤酒，将减少或阻止胃黏膜合成前列腺素 E，使胃酸损害黏膜。因此，经常大量饮用啤酒，就有可能诱发慢性胃炎、胃溃疡；啤酒中含有大量嘌呤、核酸，会在人体内形成尿酸，而尿酸增多会引起痛风发作；啤酒具有利尿作用，除了加重肾的负担外，啤酒麦芽汁中还含有结石组成成分，所以凡是有泌尿系统结石的患者不宜喝啤酒；如果一次性饮用啤酒过多会导致大量液体进入体内，加大心血管的负担，这时人们会经常出现心跳加快、心律失常、动脉压升高及面部水肿等症状；最新的研究发现，饮啤酒过量还会致癌。

2. 喝啤酒有禁忌。很多人喜欢边吃烧烤边喝啤酒，但这样可能导致胃肠炎。很多人喜欢吃海鲜，但如果吃海鲜时搭配饮用啤酒，很可能会导致痛风，久而久之，还有可能导致尿毒症。还有很多人喜欢喝冰镇啤酒，殊不知会引起胃黏膜损伤，造成腹胀、腹痛、腹泻等。饮用啤酒时不宜与腌熏食品共餐，因为容易产生有害物质而致癌。啤酒可影响某些药物在体内的分解和吸收，如抗生素、抗高血压药、镇静药等，从而影响药物的疗效。

3. 减肥时少喝啤酒。啤酒通常是由麦芽发酵而来，所以还会含有一些未发酵完全的糖类。所以啤酒的热量高，不仅是因为其中的酒精所含的热量较高，还因为其中的麦芽糖所含的热量更高。一瓶啤酒的总热量约为 200 千卡，那么三五瓶啤酒下肚，就算不吃不喝其他东西，一天所需的能量就摄入得差不多了。因此对于减肥的人们，平时应尽量减少喝啤酒的次数，最好不喝。

56 误区五：熬夜能变瘦

21 世纪的人们，尤其是青年朋友们，由于工作压力大、夜生活活动丰富，经常因为各种原因熬夜。工作繁忙的人们甚至还找了个安慰自己的借口，声称常熬夜可以让人变瘦，因为体能消耗大，可以消耗多余脂肪而达到减肥的目的。事实上，这可是大错特错啦！

俗语常说："日出而作，日落而息。"这是长期以来人类适应环境的结果。熬夜会损害身体健康，因为人体肾上腺皮质激素和生长激素都是在夜间睡眠时才分泌的。前者在黎明前分泌，具有促进人体糖类代谢、保障肌肉发育的功能；后者在入睡后才产生，既促进青少年的生长发育，也能延缓中老年人的衰老。故一天中睡眠的最佳时间是晚上10时到凌晨6时。美国芝加哥大学的一项试验结果表明，睡眠时间过短将造成体重增加。该试验邀请了数十位女性参加，期间她们每天只能睡4小时，跟踪体测发现她们的血糖浓度持续上升，而血糖上升的直接后果就是发生糖尿病和肥胖。此外，受试者体内的生物碱含量也偏高，此种物质会诱发暴饮暴食，导致身体吸收过量而发胖。经常熬夜还会导致内分泌紊乱，从而出现内分泌失调性肥胖。

【经典问答】

问：熬夜将促进消化？

答：错。

对于熬夜族而言，身体是在超负荷工作，因此容易出现功能性紊乱，也就是人们常说的上火。另外，熬夜时人们的生活作息往往不规律，因为要熬夜，有的人晚餐会吃得比较多，还有的人熬夜饿了会大吃一顿，因此熬夜者也常有胃肠疾病。长时间熬夜还会破坏人体内分泌系统和神经系统的正常运转。神经系统功能失调会使皮肤出现干燥、缺乏光泽等问题，而内分泌失调会使皮肤出现暗疮、粉刺、黄褐斑、黑斑等问题。长时间超负荷用眼，还会使眼睛出现疼痛、干涩、发胀等问题。因此熬夜不能促进消化，反而会导致消化不良、眼干燥症（俗称干眼病）等问题。

问：熬夜会影响减肥？

答：是的。

很多人觉得抵抗力、记忆力不好是因为缺乏相应的锻炼，熬夜可以锻炼和提升抵抗力。其实不然，在熬夜对身体造成的多种损害中，最常见的就是使人经常感到疲劳，身体抵抗力下降，从而影响减肥。而对于抵抗力较弱的人来说，感冒等呼吸道疾病和胃肠炎等消化道疾病也都会找上门来。这主要是因为熬夜时人的正常生理周期被打乱，人体的正常"应答"系统遭到破坏，抵抗力也就会随之下降。专家提醒，应当坚持抵制"非正当性熬夜"，建立规律的作息时间。如果因为工作而不得不熬夜，中间应休息一段时间。熬夜还会导致记忆力下降。正常来说，人的交感神经应该是夜间休息，白天兴奋，以此来支持人一天的工作。而熬夜者的交感神经却是在夜晚兴奋，所谓一张一弛，熬夜后的第二天白天，交感神经就难以充分兴奋了。这样人们容易出现头昏脑胀、记忆力减退、注意力不集中及头痛等问题。时间长了，人们还会出现神经衰弱、失眠等。专家建议，如果为了工作不得不熬夜，白天最好充分休息，否则还容易致癌。有研究结果表明，负责调节人体睡眠周期或昼夜节律的蛋白质可以保护人体减少罹患癌症的概率。因此，为了身体健康，减肥人士更忌熬夜（图 56-1）。

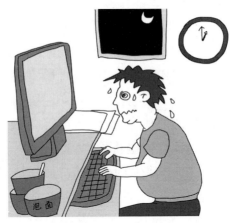

图 56-1 减肥忌熬夜

【小贴士】

1. 不可长期熬夜。熬夜时生物钟被破坏，休息时间紊乱，容易产生坏情绪，身体各个器官无法正常休息，导致内分泌失调，长此以往将严重影响身心，还可能造成压力性肥胖。因此培养良好的作息规律,每天保证八小时的睡眠,让身体充分休息好,才能更规律地生活、健康减肥。没有特殊情况时,建议人们尽量规律作息。

2. 调整心态利减肥。常年熬夜的工作者应根据作息时间表,消除思想负担,不断调整直至适应。常熬夜者切忌忧虑和恐惧,应树立信心,在夜晚工作中保持愉快的心情和高昂的情绪,方能提高工作效率,获得更多休息时间,更利于减肥。切忌夜班后"自暴自弃"而去大吃大喝。

3. 熬夜时应加强营养。经常熬夜的人,应选择量少质高且含蛋白质、脂肪和维生素 B 的食物,如牛奶、牛肉、猪肉、鱼类、瓜类、豆类等,也可吃点干果(如核桃)、大枣、西红柿、洋葱等。最好工作 45 分钟后就休息 10 分钟,适当补充富含维生素 A 的水果,如芒果、橙子、胡萝卜等,这样可以起到保护眼睛和抗疲劳的功效,使人精力充沛地投入第二天的工作及更好地坚持运动。只有补充足够满足身体需要的优质营养素,才能促进身体的正常新陈代谢而利于减肥。

57 误区六：腹泻能减肥

人们有时会发现,经过一次腹泻就瘦了三五斤。抱着这样的心态,很多减肥的人开始喜欢腹泻,俗称

"拉肚子"。人们在吃了减肥药或喝了减肥茶后出现持续腹泻,拉得精疲力尽、口干舌燥,紧跟着再称体重,惊喜地发现效果确实颇为显著。然而,腹泻能减肥吗?其实不然。

对于腹泻,不少热衷于减肥的女性常把它等同于减肥,以为拉肚子就等于排毒,排毒就能减肥。事实上,频繁腹泻排出的只是身体的水分和电解质,非但不能真正达到减肥的效果,反而会危害身体健康。急性腹泻如果治疗不彻底或延误治疗,还有可能引起慢性胃肠炎,导致慢性腹泻。而至于"宿便",医学上并没有这个概念,这个词只是推崇"排毒养颜"的市场机构发明的,应该是指积存在体内尚未排出的粪便。所以,所谓的"宿便",应该就是堆积在结肠末端准备排出体外的粪便。没有证据表明所谓的"宿便"能引起人体中毒,也没有证据表明所谓的"排毒"会有助于减肥。有些急于减肥的人们热衷于服用一些"排毒"产品。事实上,市场上大多数所谓的"排毒"产品其本质都是刺激性泻药,是通过刺激肠道,加速其蠕动,从而使肠道的内容物快速通过肠道而排出体外。在药物刺激下反复腹泻,甚至可能导致炎症性肠病,将给肠道健康留下长久后患。

【经典问答】

问:腹泻排毒能减肥?

答:错。

很多美容机构吹嘘"肠畅通身轻松""排毒就能减肥"之类。而说到排毒,首先就是"清宿便",说腹部肥胖是粪便堆积在腹部所致,更是无稽之谈。真正能在腹部看到胃肠被撑起来的形状,那叫作胃肠型,是一种疾病的表现。而肥胖者腹围增大,主要是脂肪堆积在腹部所致,和"宿便"并没有关系。粪便积存在肠道里过久确实会产生一些问题。积存在肠道的粪便会随着水分被不断吸收而变得愈发干硬,导致排便费力,这对于心血管疾病的患者是非常危险的,因为突然增加的腹压和交感神经兴奋可能会导致心源性晕厥。而排便不畅也有可能造成肛门处的静脉发生曲张,导致痔疮的发生。至于"清除宿便",应该是如何预防便秘。如果深信"排毒减肥的宿便危害说",而极端地采用泻药来排毒减肥,是很危险的事。泻药造成的腹泻会对肠道的功能造成影响,导致水分从肠道丢失、肠道大量分泌肠液等,严重者可能造成水、电解质紊乱和酸碱平衡失调,昏迷甚至生命危险。

问:腹泻时禁食利于减肥?

答:错。

通常人们认为,腹泻时就要禁食,因为越吃越拉,不吃更利于减肥。而从医学角度出发,这不是完全对的。当然如果是急性期,还是可以考虑暂时禁食的,一般不超过4小时,这样可以使肠道休息,必要时由静脉输液,以防失水过多而脱水。而常规的腹泻患者是不需要禁食的。腹泻者宜进食清淡的流质饮食,如蛋白水、果汁、米汤、薄面汤等。而排便次数减少、症状缓解后可改为低脂流质饮食,如大米粥、藕粉、烂面条、面片等。腹泻基本停止后,可进食低脂、少渣、半流质饮食或软食。应少量多餐,以利于消化,可以进食如面条、粥、馒头、软米饭、瘦肉泥等。腹泻期间应禁酒,禁食冷饮、坚硬食物(如火腿、香肠、腌肉)和刺激性食物(如辣椒、酒、芥末、咖喱等),还应禁食含粗纤维多的蔬菜、生冷瓜果,以及含油脂多的点心等。而那些想通过腹泻禁食来达到减肥目的的人们应注意,腹泻时排出的都是水分,可导致人精神萎靡,这是非常不可取的。因为等到恢复饮食后,你或许将比腹泻前更胖。

【小贴士】

1. 养成健康的排便习惯。每天尽量在同一时间排便,一天三次左右或三天一次都属于规律排便。注意常食用粗粮和富含纤维素的蔬菜,多喝水,适当喝酸奶、蜂蜜等,有益肠道健康。规律排便可促进新陈代谢,利于减肥。

2. 腹泻及时就医。若出现轻微腹泻,宜清淡饮食,忌刺激性食物,及时补充水分和电解质,更要注意休息。一旦出现严重、反复的腹泻,则应尽早选择正规医院就医,遵从医嘱,切忌盲目用药。

3. 腹泻不可小视。很多人觉得拉肚子是小事,多喝水过几天也就好了。殊不知,放任不管、任其发展的话,严重的腹泻可能导致高热、腹痛、电解质紊乱,甚至休克而危及生命(图 57-1)。

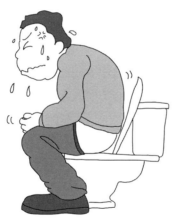

图 57-1 腹泻不容忽视

58 误区七:经期减肥佳

都说减肥是女人一辈子的事业,各个年龄阶段的女人总是在不停地宣称"我要减肥!我要减肥!"于是各路"神仙"大显神通,多种新的减肥方式横空出世,更有所谓的"专家"针对女性特有的生理期,制订出了多种减肥方案,甚至号称能收获意想不到的惊人效果,譬如经期减肥。然而,经期减肥不但不能事半功倍,反而有损身体健康。

事实上,每月月经一般失血 30~50 毫升,每毫升含铁 0.5 毫克,也就是说每次月经要损失铁 15~50 毫克。铁是人体必需的元素之一,它不仅参与血经蛋白及多种重要酶的合成,而且对免疫、智力、衰老、能量代谢等方面都发挥重要作用。经期体内新陈代谢减慢,体重会保持稳定或增加,女性也容易出现心情烦躁、郁闷或注意力不集中。在此期间,不管你有多强的决心,也不建议进行减肥。月经期是人体最脆弱的时期,也是最需要营养的时期。经期减肥不但不能事半功倍,还可能造成内分泌紊乱,对子宫的伤害也不小。经期节食会造成月经不调、周期错乱,非常危险。而经期运动则容易导致过度疲劳,体力不支,甚至导致内分泌失调。这个时候应该吃一些既有营养、又容易消化的食物,注意休息,保持舒畅的心情,这样体重才不会增加。

【经典问答】

问:经期是减肥的"黄金周"?

答:错。

经期由于血液流失导致身体抵抗力下降及精

力不济,并不适合运动,尤其是如果进行剧烈运动,还容易导致感染,有害无利。因此经期不但不适宜减肥,还得适量补充营养,注意休息等。而月经结束后一周,人体新陈代谢增快,消化功能好,精神稳定,心情愉快,月经期在体内积聚的水分会排出。大多数女性在这时候都能感觉自己一下就轻盈了。所以月经期结束后要抓紧机会,不要偷懒,只要控制饮食并做有针对性的运动就能减脂。坚持良好的生活习惯,必然会有小小的惊喜。

问:经期能适度运动?

答:能。

女性在经期进行适当的运动对身体是有好处的,可以促进血液循环,特别是能够改善盆腔内生殖器官的血液循环,降低充血的概率。但是经期运动时应注意以下几点。首先,应根据自身状况,适当减小运动量。比如常做的运动如慢跑、做操、打拳、打乒乓球、散步等都相对合适,只是在训练时间上应适当缩短些,速度也不宜过快。若是参与剧烈的运动项目,则应该减小运动量,比如跳高、跳远、疾速跑、踢足球、举重、举哑铃等,最好在经期结束之后再进行。再次,经期不宜参与游水运动。因为经期子宫内膜正在出血,子宫口又处于微开的状态,游水可致使病菌侵入,进而导致生殖器官炎症等妇科病。加上冷水刺激的影响,子宫和盆腔血管会收缩,能够致使经血过少,乃至闭经等结果。最后,经期应防止剧烈的竞赛运动,因为在经期参与剧烈的竞赛运动,高度的精神紧张可能导致内分泌功能紊乱,出现月经失调。

【小贴士】

1. 经期应注意保暖。女性月经期间身体比较虚弱,抵抗力相对较弱,不注意保暖有可能导致经血减少、痛经或者闭经。所以月经期间应注意保暖,不要淋雨,不要游泳,注意不要待在潮湿寒冷的地方;同时,应注意经期卫生。每天晚上用热水泡脚,可以促进全身保暖。

2. 经期应补充营养。女性月经期间血液流失,可带走体内较多的铁质,可在饮食上多补充含铁丰富的食物,例如猪肝、海带、木耳、猪血、菠菜、葡萄、黑米、红枣、胡萝卜、香蕉、甜橙等,但要计算分量。经期如果出现腹痛,还可以适当补充鱼油、镁、锌、维生素 E 等。要想健康减肥,必须保证身体拥有足够的必需营养素(图 58-1)。

3. 经期应舒缓心情。女性月经期内不能进行剧烈的运动,可以每天散步 20~30 分钟。可以选择听听轻音乐、读读散文诗集、弹弹琵琶或古筝之类的乐器,舒缓心情。心情愉悦才能有利于身体健康,从而使用正确的方式健康减肥。

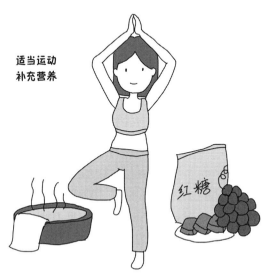

适当运动
补充营养

红糖

图 58-1 经期补营养

59 误区八：裹保鲜膜能减肥

在颜值当道的今天，人们历尽千辛万苦，只为减去一身的肥肉。可实际上，人们虽然想真正地管住嘴，却又"无肉不欢"，真正想要"迈开腿"，却又"寸步难行"。人们想着要是能不费劲却也能减肥该多好，于是开始试验多种千奇百怪的减肥方法，更有传说中的裹保鲜膜减肥法。保鲜膜减肥的做法看似非常简单，就是用保鲜膜包裹住需要减肥的部位，比如大腿或腹部，然后进行大运动量的有氧运动，这样减肥的效果似乎比单纯运动要明显一些。可多数人会觉得，保鲜膜包裹过的部位总是很痒。其实身上痒就是包裹着保鲜膜、皮肤不透气导致的，继续包裹皮肤甚至会导致皮肤病。

　　裹保鲜膜减肥法主要用保鲜膜裹住肢体。国家体育总局运动医学研究所黄光明主任指出，这种减肥偏方没有科学性，并不能从根本上减肥。因为用保鲜膜裹住肢体影响体表散热，造成局部温度增高，增加排汗，进而引起局部脂肪细胞和其他组织细胞的水分暂时向外渗透，减去的并不是脂肪，其原理和利尿药差不多。但这并不会增加脂肪的消耗，喝水、进食后这些细胞又会恢复原样。此外，长期失水减体重还会增加电解质丢失，人容易疲劳，对健康不利（图 59-1）。

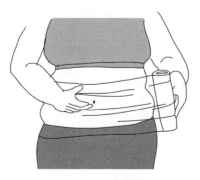

图 59-1　裹保鲜膜减肥需小心

【经典问题】

问:裹保鲜膜能帮助身体排毒减肥吗?

答:不能。

很多人以为包裹保鲜膜能帮助身体排毒,其实不然。用保鲜膜包裹住身体,尤其是运动时,可导致汗液不能正常挥发。且保鲜膜是化工制品,很容易导致皮肤过敏、细菌感染等,还有可能造成皮肤中暑。有种说法是"裹保鲜膜减肥能让皮肤越来越光滑"。其实恰恰相反,很多人每次用完保鲜膜后,感觉身上无比瘙痒,这时切忌用力揉搓。如果用力挠的话,很容易将身上的皮肤挠出伤痕,甚至可导致皮肤溃烂。裹保鲜膜减肥的方法是不科学的,这并不能从根本上减肥。使用保鲜膜裹住身体,会使保鲜膜包裹的部位局部温度增高,这会让组织细胞的水分大量流失,使皮肤没有办法顺利散热,排出的水分也堆积在被包裹的部位,容易引起湿疹、毛囊炎等皮肤病,如此一来反而得不偿失。再者身体被保鲜膜包裹时间过长,细胞会因不能正常代谢而过度失水。失水是造成新陈代谢障碍的一种症状,严重时会造成虚脱,甚至威胁生命。

问:保鲜膜减肥有正确方式吗?

答:有。

使用保鲜膜减肥的正确方式是:首先,将买到的新鲜食物,最好提前按一个人、一次的食用量,用保鲜膜包好,放进冰箱或储物柜,可以多缠绕几圈,这样更不好打开,从而帮助控制食量和食欲,不至于一次又一次进食过量。除一般的水果、蔬菜、鱼和肉等生鲜食物,也可以把全麦三明治、饭团、紫菜包饭等用保鲜膜分装成一次性食用的小份,保持完整造型,不至于每次食用过量。其次,使用保鲜膜把零食打包好,然后密封存放,把各种最喜欢、最无法把控的零食,统统用保鲜膜厚厚地包好收起来,这样可以帮助尽量减少进食高糖、高盐、高能量的加工食品。

【小贴士】

如果您执意选择此种减肥方法,切记以下几点。

1. 裹保鲜膜时应注意运动方式。一般采用散步、慢跑、瑜伽等不太剧烈的运动来配合保鲜膜的使用,不至于因剧烈运动而大汗淋漓,从而减轻对皮肤的伤害。

2. 缠保鲜膜前抹清水。包裹保鲜膜的部位,多为大腿上部及下腹部,缠绕前可以抹少许清水于身体上,目的是使保鲜膜紧贴身体且稍稍润滑;一般还建议喝白开水 400 毫升,有利于运动中排汗及防止脱水。

3. 关注身体状况及运动时间。开始运动时，应密切关注身体状况，如心率及排汗情况，如果出现胸闷、皮肤瘙痒等应立即停止。注意不要包裹过长的时间。使用保鲜膜后要及时洗去汗渍并清洁皮肤等。若还有不适，应及时就医并遵医嘱，而不是擅自处理，使情况恶化。局部减脂几乎是不可能的，因为脂肪来自遍布全身的脂类物质，并非来自某一运动部位的脂肪。所谓的针对局部减肥往往只是消耗了身体的部分水分。只有减少口腹之欲，迈开步子运动起来，养成良好的生活习惯，才能拥有健康身材。

第八篇

常见食物的成分含量

60 常见食物的蛋白质含量

蛋白质是提供能量的三大重要营养要素之一。蛋白质每天的摄入量应该占总热量的 10%~20%，推荐每千克体重需要 1~1.2 克。事实上，蛋白质的需求也是要具体情况具体分析，如果是肾病患者，蛋白质的摄入要减 20% 的量；如果是增肌健身者，蛋白质摄入量要增加 40%。那么，您是否知道哪些食物蛋白质含量高，哪些食物蛋白质含量低呢？请看表 60-1。

表 60-1　常见食物的蛋白质含量

单位：毫克 /100 克食部

食物	蛋白质含量	食物	蛋白质含量	食物	蛋白质含量	食物	蛋白质含量	食物	蛋白质含量
香肠	18	核桃	14.9	煎饼	7.6	草虾	18.6	鲫鱼	17.1
火腿肠	14	花生	21.9	苦荞麦粉	9.7	基围虾	18.2	鲢鱼	17.8

续表

食物	蛋白质含量	食物	蛋白质含量	食物	蛋白质含量	食物	蛋白质含量	食物	蛋白质含量
狗肉	16.8	南瓜子	33.2	烙饼	7.5	蟹	14	麻花	8.3
酱牛肉	31.4	葵花子	23.9	馒头	7.8	蟹肉	11.6	面包	8.5
驴肉	21.5	莲子（干）	17.2	面筋	26.9	蛇	17.2	月饼	5.1
马肉	20.1	栗子（干）	5.3	米饭	2.5	芝麻	19.1	冰激凌	2.4
牛肉	18.1	白瓜子	36	米粥	1.1	稻米（粳）	7.3	茶水	0.1
牛肉干	45.6	山核桃	7.9	米粉	8	稻米	7.9	茶叶	25.8
牛肉松	8.2	松子	14.1	烧饼	8	方便面	9.5	橘汁	0.2
兔肉	19.7	腰果	19.8	通心粉	11.9	高粱米	10.4	奶糖	2.5
羊肉	20.5	西瓜子	30.3	小麦粉	11.2	花卷	6.4	巧克力	4.3
猪肉	19.3	榛子	20	小米	9	玉米	8.8	大白菜	1.7
猪肉（瘦）	20.3	杏仁	24.7	小米粥	1.4	玉米面	8	菜花	2.1

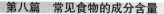

续表

食物	蛋白质含量	食物	蛋白质含量	食物	蛋白质含量	食物	蛋白质含量	食物	蛋白质含量
猪肉（肥）	2.4	北豆腐	8.1	燕麦片	15	白果	13.2	黄米	9.7
猪心	16.6	南豆腐	5	油饼	7.9	甜面酱	5.5	尖椒	15
腰子	15.4	豆腐干	12.2	荷兰豆	2.5	味精	40.1	柿子椒	1
猪肘棒	21.3	豆腐皮	44.6	黄豆芽	4.5	芝麻酱	19.2	蘑菇	2.7
鸡腿	16.4	豆浆粉	19.7	绿豆芽	2.1	菠菜	2.6	藕粉	0.2
鸡胸肉	19.4	豆沙	5.5	毛豆	13.1	油菜心	1.9	竹笋	2.6
鸭肉	15	奶酪	25.7	豌豆	3.1	山药	1.9	草莓	1
炸鸡	20.3	牛奶	3	豇豆	2.7	大葱	1.3	柑	0.7
母乳	1.3	牛奶粉	19	荸荠	1.2	大蒜	4.5	桂圆	1.2
鲟鱼	20.4	酸奶	3.2	红薯	1.1	茭白	1.2	果丹皮	1
银鱼	17.2	羊乳	1.5	胡萝卜	1	西蓝花	4.1	山楂	0.5
鱼子酱	10.9	豆奶粉	19	马铃薯	2	油菜	1.8	橘	0.8

续表

食物	蛋白质含量	食物	蛋白质含量	食物	蛋白质含量	食物	蛋白质含量	食物	蛋白质含量
蚌肉	15	鹌鹑蛋	12.8	藕	1.9	冬瓜	0.4	李子	0.7
鲍鱼	12.6	鸡蛋	12.7	腐乳	12	佛手瓜	1.2	梨	0.4
蛏子	7.3	松花蛋	14.2	腐竹	44.6	哈密瓜	0.5	荔枝	0.9
淡菜（鲜）	11.4	鳊鱼	18.3	黄豆	35.1	苦瓜	1	芒果	0.6
海参	50.2	草鱼	16.6	绿豆	21.6	丝瓜	1	苹果	0.5
蛤蜊	15	大黄鱼	17.7	素鸡	16.5	西瓜	0.5	苹果酱	0.4

61 常见食物的胆固醇含量

　　长期以来，胆固醇蒙受了"不白之冤"，不少中老年朋友都把胆固醇看做危害人类健康的"元凶"。因此，不少人要和它划清界限，采取了少吃为妙、不吃更好的策略。其实，胆固醇也是人体所必需的营养物质。胆固醇又称胆甾醇，是一种环戊烷多氢菲的衍生物。早在 18 世纪人们已从胆石中发现了胆固醇，1816 年化学家本歇尔将这种具脂类性质的物

233

质命名为胆固醇。胆固醇广泛存在,尤以脑及神经组织中最为丰富,在肾、脾、皮肤、肝和胆汁中含量也高。胆固醇是组织细胞所不可缺少的重要物质,它不仅参与形成细胞膜,而且是合成胆汁酸、维生素 D 以及甾体激素的原料。《中国居民膳食指南(2016)》建议每天摄入 50~300mg 胆固醇为佳,高脂血症人群则每天摄入 200mg 胆固醇为宜。那么,一些常见食物中的胆固醇含量分别是多少呢? 请看表 61-1。

表 61-1 常见食物的胆固醇含量

单位:毫克/100 克食部

食物	胆固醇含量	食物	胆固醇含量
瘦猪肉	81	普通鸭	94
肥猪肉	109	烤鸭	91
猪脑	2 591	鸭肝	341
猪舌	158	鸡蛋	585
猪肝	288	鸡蛋黄	1 510
猪肚	165	松花蛋(鸭)	608
猪肺	290	松花蛋黄	1 132
广式香肠	94	咸鸭蛋	647
蛋清肠	61	咸鸭蛋黄	2 110
瘦牛肉	58	鹌鹑蛋	515
肥牛肉	133	大黄鱼	86
酱牛肉	76	带鱼	76

续表

食物	胆固醇含量	食物	胆固醇含量
肥瘦牛肉	84	小黄鱼	74
牛肚	104	草鱼	86
牛肉干	120	鲫鱼	130
瘦羊肉	60	鲢鱼	99
肥羊肉	148	罗非鱼	78
肥瘦羊肉	92	黄鳝	126
兔肉	59	泥鳅	136
牛奶	15	鳕鱼	114
酸牛奶	12	墨鱼	226
全脂牛奶粉	110	海参	62
脱脂牛奶粉	28	海蜇	8
羊奶	31	鲜贝	116
豆奶粉	90	鱿鱼（干）	871
豆奶	5	对虾	193
鸡肉	106	青虾	158
鸡肝	476	河蟹	125
鸡胸脯肉	82	鲜蟹黄	466
烤鸡	99	鲫鱼子	460
鹅	74	甲鱼	101
鹅肝	74	黄油	295
鸽子	42	奶油	168
冰淇淋	51	猪油（炼）	93
奶油蛋糕	161	饼干	81

常见食物的升糖指数

升糖指数(GI)指的是食物进入人体 2 小时内血糖升高的相对速度。碳水化合物含量相同的食物进入人体后,由于不同碳水化合物食物在肠胃内消化吸收的速度不同,而消化吸收的快慢又与碳水化合物本身的结构、类型有关。此外,加工方式,如颗粒大小、软硬、生熟、稀稠及时间、温度、压力等都对 GI 有影响。总之,越是容易消化的食物,GI 值越高。那么,食物中哪些 GI 值高,哪些 GI 值低呢?请看表 62-1。

表 62-1　常见食物的升糖指数(每 100 克食部)

食物	升糖指数	食物	升糖指数
粮谷类		玉米(甜,煮)	55.0
大米饭(普通)	69.4	玉米片(市售)	78.5
黑米饭	55.0	玉米面粥(粗粉)	50.9
糯米饭	87.0	小米粥	61.5
大米糯米粥	65.3	面条(小麦,湿)	81.6
黑米粥	42.3	面条(小麦,煮,细)	55.0
白面包	87.9	面条(荞麦)	59.3
全麦面包	69.0	馒头(富强粉)	88.1
高纤维面包	68.0	烙饼	79.6
燕麦	55.0	油条	74.9

续表

食物	升糖指数	食物	升糖指数
马铃薯	62.0	**饮料类**	
烤马铃薯	60.0	冰淇淋	61.0
马铃薯泥	73.0	低脂冰淇淋	50.0
炸薯条	60.0	苹果汁	41.0
炸薯片	60.3	橘汁	52.0
苕粉	34.5	葡萄汁	48.0
藕粉	32.6	菠萝汁	46.0
粉丝汤(豌豆)	31.6	柚子汁	48.0
糕饼类		可乐	40.3
小麦饼干	70.0	芬达	34.0
苏打饼干	72.0	苏打饮料	63.0
华夫饼干	76.0	**蔬菜类**	
膨化薄脆饼干	81.0	胡萝卜	71.0
爆米花	55.0	南瓜	75.0
奶制品		山药	51.0
牛奶	27.6	芋头(蒸)	47.7
全脂牛奶	27.0	芦荟	<15.0
脱脂牛奶	32.0	菜花	<15.0
巧克力奶	34.0	芹菜	<15.0
酸奶(加糖)	48.0	黄瓜	<15.0
低脂酸酪乳	33.0	茄子	<15.0
普通酸乳酪	36.0	莴笋	<15.0
		生菜	<15.0

续表

食物	升糖指数	食物	升糖指数
青椒	＜15.0	豆腐(炖)	31.9
番茄	＜15.0	豆腐(冻)	22.3
菠菜	＜15.0	豆腐干	23.7
水果类		绿豆	27.2
苹果	36.0	鹰嘴豆	33.0
香蕉	52.0	青刀豆(罐头)	45.0
樱桃	22.0	四季豆(罐头)	52.0
柚子	25.0	蚕豆(五香)	16.9
葡萄	43.0	扁豆	38.0
奇异果	52.0 ± 6.0	**糖类**	
芒果	55.0 ± 5.0	蜂蜜	73.0
柳橙	43.0 ± 4.0	葡萄糖	100.0
狝猴桃	52.0	绵白糖	83.8
桃	28.0	方糖	65.0
梨	36.0	巧克力	49.0
菠萝	66.0	**混合膳食**	
葡萄干	64.0	饺子(三鲜)	28.0
西瓜	72.0	包子(芹菜猪肉)	39.1
杏(罐头)	64.0	肉馅馄饨	39.0
李子	24.0	牛肉面	88.0
豆类			
黄豆(泡,煮)	18.0		

参考文献

［1］中国营养学会.中国居民膳食指南 (2016)[M].北京：人民卫生出版社 , 2016.

［2］于康.营养与健康 [M].上海：复旦大学出版社 , 2011.

［3］刘晓荻.好脂肪吃多了也可能得脂肪肝 [J].基础医学与临床 , 2019, 39 (1): 152.

［4］于康.远离三高从吃开始 [M].沈阳：辽宁科学技术出版社 , 2011.

［5］马漠.肠道菌群与肥胖症的关系及其在肥胖中治疗的营养 [J].中华糖尿病杂志 , 2017, 9 (11): 726-728.

［6］中国营养学会.中国超重 / 肥胖医学营养治疗专家共识 (2016 版)[J].中华糖尿病杂志 , 2016, 8 (9): 525-540.

［7］唐大寒 , 张胜康.舌尖上的健康 [M].长沙：湖南科技出版社 , 2015.

［8］国务院办公厅.中国食物与营养发展纲要 (2014—2020 年) [M].北京：人民卫生出版社 , 2014.

［9］朱瑞欣.蔬菜烹调的差异化综合营养评价 [J].中国食品学报 , 2018, 10 (18) 252-257.

［10］周芸.临床营养学 [M]. 4 版.北京：人民卫生出版社 , 2017.

［11］葛均波 , 徐永健.内科学 [M]. 8 版.北京：人民卫生出版社 , 2013.

［12］杨月欣.2018 中国食物成分表标准版 [M]. 6 版.北京：北京大学医学出版社 , 2018.

［13］王勇.2015 年肥胖药物管理临床实践指南解读 [J].中国全科

医学 , 2016, 19 (5): 497-499.

［14］ 刘璇 . Body-jet 水动力吸脂术在大腿及臀部塑形中的应用体会 [J]. 中国美容医学, 2018, 27 (6): 7-10.

［15］ 李丽 . 青少年心理行为问题与青春期发动时相提前以及肥胖的相关性 [J]. 中国心理卫生杂志, 2018, 32 (7): 569-573.

［16］ 王晨 . 超重和肥胖孕妇的临床管理 [J]. 中华妇产科杂志 , 2018, 53 (3): 195-198.

［17］ 顾志勇 . 体脂率对老年女性心肺耐力及生活满意度自评的影响 [J]. 中国老年学杂志 , 2018, 38 (15): 3796-3797.

［18］ 李越 . 基于 2017 年美国心脏病学会 / 美国心脏协会指南我国成人高血压患病趋势 [J]. 中国药物与临床 , 2019, 19 (2): 214-216.

［19］ 王金玲 . 脂肪肝与肥胖高血脂的相关性分析 [J]. 中国保健营养 , 2017, 30 (10): 423-424.

［20］ 范志红 . 不吃主食减肥为什么不靠谱 [J]. 健康向导 , 2017, 23 (2): 8-10.

［21］ 何丽 . 控制体重应该放宽心管住嘴迈开腿 [M]. 长沙 : 湖南科技出版社 , 2015.

28